உணவோடு உரையாடு

உணவோடு உரையாடு

அக்கு ஹீலர் அ. உமர் பாரூக்

எதிர் வெளியீடு

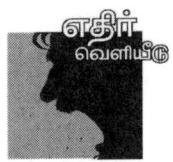

உணவோடு உரையாடு

அக்கு ஹீலர் அ. உமர் பாரூக்

முதல் பதிப்பு: 2010
எதிர் வெளியீடு முதல் பதிப்பு: அக்டோபர் 2017
மூன்றாம் பதிப்பு: மே 2022
நான்காம் பதிப்பு: ஏப்ரல் 2025

எதிர் வெளியீடு,
96, நியூ ஸ்கீம் ரோடு, பொள்ளாச்சி - 642 002
தொலைபேசி: 04259 - 226012, 99425 11302

விலை: ரூ. 80

Uṉavōṭu uṟaiyāṭu

Acu Healer A. Umar Farook

Copyright © Acu Healer A. Umar Farook

First Edition: 2010
Ethir Veliyeedu First Edition: October 2017
Third Edition: May 2022
4th Edition: April 2025

Published by
Ethir Veliyeedu, 96, New Scheme Road, Pollachi - 642 002
email: ethirveliyedu@gmail.com
www.ethirveliyeedu.com

ISBN : 978-93-87333-01-7
Cover Design: Santhosh Narayanan
Printed at Jothy Enterprises, Chennai.

All rights reserved. No part of this book may be reprinted or reproduced or utilised in any form or by any electronic, mechanical or other means, now known or hereafter invented, including photocopying and recording, or in any information storage or retrieval system, without permission in writing from the Publisher.

இந்நூல்...
'இந்திய அக்குபங்சரின் தந்தை'
டாக்டர். ஃபஸ்லூர் ரஹ்மான்
(ஆசிரியர், ஹெல்த்டைம்)

'அக்குபங்சர் புத்தெழுச்சிக் காலத்தின் தலைமை'
அக்கு ஹீலர். போஸ் கே. முகமது மீரா
(இயக்குநர், கம்பம் அகாடமி ஆஃப் அக்குபங்சர்)
ஆகியோரின் வழிகாட்டுதலுக்கு
சமர்ப்பணம்!

பொருளடக்கம்

1. உணவு பற்றிய உணர்வு ... 9
2. இரு வகைகள் – அறுசுவைகள் ... 12
3. கணக்கு வாய்ப்பாடும் உணவுச் சமன்பாடும் ... 15
4. சுவைகளின் சமன்பாடு ... 19
5. சுவைகளின் கலப்பு ... 21
6. தேக்கமும் நீக்கமும் ... 27
7. இரட்டைப் பகுப்பு முறை ... 32
8. பசித்தலும் புசித்தலும் ... 36
9. சமச்சீர் உணவின் கலப்படம் ... 40
10. அயோடின் உப்பும் அஜினோமோட்டோவும் ... 45
11. குடும்பத்திற்கான உணவு ... 48
12. ஆரோக்கியம் பற்றிய புரிதல் ... 54

1

உணவு பற்றிய உணர்வு

உணவு உயிர்களின் ஆதாரம். மனிதகுல வளர்ச்சியின் ஒவ்வொரு மாற்றமும் உணவை மையப்படுத்தியே நடைபெற்றது. உணவிற்கென்று தனியான ஒரு வரலாறு இருக்க முடியுமா? மனிதனின் தோற்ற காலத்திற்கு முன்பே உணவுகள் உலகம் முழுவதும் உருவாகிவிட்டன. மனித உணர்வுகளின் வரலாறுதான் உணவின் வரலாறுமாகும்.

ஒரு மனிதன் தன்னுடைய தேவைபோக, மீதி உணவை பிறருக்காக பகிர்ந்து கொடுத்த புராதான பொதுவுடைமையை - அறிவின் வளர்ச்சி பின்னுக்குத் தள்ளிவிட்டது. தன்னுடைய உணவு, நாளைக்கான சேமிப்பு - என மனிதனின் உணர்வுகள் சுருங்கி, ஒவ்வொருவரும் தத்தமது வட்டத்திற்குள் சுழன்று கொண்டிருக்கிறார்கள்.

உணவு உற்பத்தியை இயற்கையிடமிருந்து கற்ற மனிதர்கள், இயற்கைக்குப் புறம்பான முறையில் இலாப நோக்கத்தோடு அதனை விரிவுபடுத்தினார்கள்.

இன்றைய உணவு உற்பத்தியின் நிலை என்ன? இயற்கையான விவசாயம், விவசாயத் தொழிற்சாலையாக (Agri Factory) நலம் காக்கும் வழியிலிருந்து - பணம் சேர்க்கும் வழிமுறையாக நவீனப்பட்டிருக்கிறது. உணவிலும் அதன் உற்பத்தியிலும் எண்ணற்ற மாற்றங்கள் ஏற்பட்டிருந்தாலும், மனிதனுக்கான அடிப்படைத் தேவைகளில் முதலிடத்தில் உணவு நீடிக்கிறது.

உணவின் புறக்காரணிகளைச் சற்று ஒதுக்கிவிட்டு - உணவிற்குள் செல்வோம்.

உணவும் - உடல் நலமும் இரண்டு வெவ்வேறான விசயங்கள் அல்ல. உணவைச் சார்ந்தே உடல் நலமும் தீர்மானிக்கப்படுகிறது.

உலகில் நாம் எதைப் பற்றியும் கவலைப்படாதவர்களாக இருந்தாலும், உணவைப் பற்றிய சிந்தனைகள் எக்காலத்திலும் அவசியமானது.

ஒரு மனிதனின் உயர்விற்கும், தாழ்விற்கும் உணவே பிரதானமாக அமைகிறது.

"நாற்பது வயதில் தன் உடலை அறிந்தவன் மருத்துவராக இருக்கிறான். உடலை அறியாதவன் முட்டாளாக இருக்கிறான்" (At forty a man is either a physican or a fool) - என்பது ஆங்கிலப் பழமொழி. 'உடலை அறிவது' என்பது உடலின் இயல்பை அறிவதாகும். உடலின் இயல்பில் - அதன் முதல் தேவையே உணவாக இருப்பதால் 'உணவை அறிவது' உடலை - அறிவதன் முதற்படியாகும்.

இன்னொரு ஆங்கிலப் பழமொழி 'மனிதனைக் கெடுக்க' என்ன வழி கூறுகிறது என்று பாருங்கள்.

"உங்கள் நண்பனைக் கெடுக்க வேண்டுமென்றால் அவனின் பசியற்ற வேளைகளில் சாப்பிடக் கொடுங்கள்" (If you want to harm your friend give him something to eat between his foods) நீங்கள் உங்கள் உடலை அறிந்து மருத்துவனாக மாறுவதும், உணர்வை அறியாமல் நோயாளியாக ஆவதும் - உணவு முறையிலேயே அடங்கியிருக்கிறது.

உணவுமுறை என்பது உணவைப் பற்றிய அறிவும், அதன் பயன்பாட்டைப் பற்றிய அறிவுமாகும். வெறுமனே உணவுகளைப் பற்றி அறிந்திருப்பது போதுமானதல்ல. அவற்றை எப்படி, எங்கு, ஏன் பயன்படுத்த வேண்டும் என்பவற்றையும் புரிந்திருப்பது தான் உணவுமுறையாகும்.

- மலச்சிக்கல் ஏற்படும்போது, வாழைப்பழம் சாப்பிட்டால் சரியாகும் என்பது உணவு பற்றிய பொதுவான அறிவு. உடலில் புளிப்புச் சுவை அதிகரித்து ஏற்பட்டிருக்கும் மலச்சிக்கலை வாழைப்பழம் போக்காது என்பது உணவுமுறை பற்றிய தெளிவு.

- பழங்கள் உடலிற்கு நல்லது என்பது பொதுவான அறிவு. தொடர்ந்து ஆப்பிள் போன்ற அமிலத்தன்மையுள்ள பழங்களைச் சாப்பிட்டால் செரிமானம் பாதிக்கும் என்பது உணவுமுறை பற்றிய தெளிவு.

... இவ்வாறு, நம்மிடம் பொதுவாகக் கற்பிக்கப்பட்ட உணவு பற்றிய நம்பிக்கைகள் ஏராளமாக உண்டு. உணவின் தன்மையையும், உடலின் தேவையையும் அறிந்து பயன்படுத்தினால் உடல்நலக் கேடு எப்போதும் ஏற்படாது. ஏற்கனவே ஏற்பட்டிருந்தாலும், இயற்கையான முறையில் எதிர்ப்பு சக்தியை உணவின் மூலம் அதிகரித்துக் கொள்ளலாம்.

உடல்நலம் கெடுவது நம் உணவு பற்றிய அறிவின்மையால்!.

உணவு பற்றிய அறிவு ஏற்பட்டுவிட்டால் நோய்களிலிருந்து விடுபடலாம்.

நீங்கள் உண்ணும் உணவில் இருப்பது? ஆரோக்கியமா? அல்லது நோய்த்தன்மையா? என்பதை பிரித்தறிவோம்!

2

இரு வகைகள் - அறுசுவைகள்

உணவுகளைப் பொதுவாக நாம் பல வகைகளில் பிரித்து வகைப்படுத்தியுள்ளோம். அவற்றில் இருபெரும் பிரிவுகளாக சைவமும், அசைவமும் விளங்குகிறது.

சைவம்

- பழ வகைகள்
- காய்கறி வகைகள்
- நார்ச்சத்துள்ளவை
- கொழுப்புச் சத்துள்ளவை
- புரதம் கூடியவை
- மாவுப் பொருள் கூடியவை
- தானியங்கள்
- கிழங்குகள்
- கிராமப்புற உணவுகள்
- வெளிநாட்டு உணவுகள்

அசைவம்

- கொழுப்பு உணவுகள்
- குளிர்ச்சியானவை
- வெப்பமானவை
- செயற்கை (Hybrid) உணவுகள்
- இயற்கையானவை
- முட்டைகள்
- புரதம் கூடியவை
- பாரம்பரிய உணவுகள்
- வெளிநாட்டு வகைகள்

... என உணவுகளின் வகைமையை அடுக்கிக்கொண்டே போகலாம். இவைகள் அனைத்தும் வெளிப்படையான பொதுப் பிரிவுகள்.

உணவுகளைப் பற்றிய முழுமையான அறிதலிற்கு நாம் வேறுவகைப் பிரிவுகளை ஏற்படுத்துவோம்.

1. தனிச்சீர் உணவு (பாரம்பரிய உணவுமுறை)

2. சமச்சீர் உணவு (நவீன விஞ்ஞான உணவுமுறை)

... இரு வேறு பிரிவுகளிலும் பயன்படுத்தப்படும் உணவுகள் ஒரே மாதிரியானவை,

ஆனால், பயன்படுத்தும் காரணங்கள் வெவ்வேறானவை.

உதாரணமாக, ஓர் உணவை அதன் புரதச்சத்து (Protein) கருதி உண்போமானால் அது நவீன விஞ்ஞானக் கண்ணோட்டத்தின்படியான சமச்சீர் உணவாகும். அதே உணவை, சுவைகளின் தேவை அடிப்படையில் உண்போமானால் அது - பாரம்பரிய அறிவியலின் தனிச்சீர் உணவாகும்.

நவீன காலத்தின் உணவை விளங்கிக் கொள்வது எளிதானது.

நமது ஆரம்பக்கல்விப் பாடத்திட்டங்கள் முதல் எல்லாப் பாடநூல்களும் ஊட்டச்சத்துக்கள், வைட்டமின்கள், புரதங்கள் ... எனப் பட்டியலிடும் அனைத்து விசயங்களுமே சமச்சீர் உணவை மையமாகக் கொண்ட நவீன முறை.

உடலில் 'கால்சியம்' குறைந்துவிட்டது - உணவில் கால்சியத்தைக் கொடு' உடலில் வைட்டமின்கள் குறைந்துவிட்டது - உணவில் வைட்டமின்கள் கொடு!' என்பது போன்ற தனித்தன்மையான சத்துக்கள் நம் உணவில் கலந்து இருக்குமாறு பார்த்துக் கொள்வதும், மனிதனின் தினசரித் தேவையின் சராசரி கணக்கைக் கொண்டு, உணவுகளைச் சத்துக்கள் சம அளவில் கலந்திருக்குமாறு அமைத்துக் கொள்வதும் - சமச்சீர் உணவு முறையாகும்.

ஆனால், பாரம்பரியமான உணவுமுறை நம் பண்பாட்டுக் கூறுகளைக் கொண்டது. ஒவ்வொரு மனிதனும் தனித்தனி, ஒருவனுடைய உணவு - மற்றொருவனுக்கு ஊட்டம் தராது என்பது, தனிச்சீர் உணவுமுறையாகும்.

நம்முடைய அன்றாட வாழ்வில் பின்னிப்பிணைந்துள்ள

உணவுமுறை - நம் பண்பாட்டு அடிப்படையிலானது.

தெரிந்தோ, தெரியாமலோ நாம் பண்பாட்டைப் பற்றிப் பேச வேண்டியதாகிவிட்டது.

பண்பாடு - என்பது பண்படுத்தலுக்கான வழிமுறைகள். உடலும் உள்ளமும் பண்படுவதற்கான பிரத்யேகமாகத் தோன்றிய பழக்க வழக்கங்களே பண்பாட்டுக் கூறுகளாகும். ஒவ்வொரு நாட்டிற்கும், ஒவ்வொரு குழுவிற்கும் பண்படுதலிற்கான வழிமுறைகள் தனித்தனியாகத் தோன்றின. ஏனெனில், சூழலிற்கேற்றவாறும், உடலிற்கேற்றவாறும் பண்பாடு தன்னைத் தகவமைத்துக் கொள்கிறது. ஆனால், அடிப்படைக் கூறான பண்படுதலை நோக்கிய வழிமுறையாக பண்பாட்டுக் கூறுகள் இருக்கின்றன. ஒவ்வொரு காலத்திலும் வாழும் தன்மைக்கேற்ப பண்படும் தேவையும் மாறிக் கொண்டேயிருக்கும்.

சூழலிற்கும் விளைச்சலிற்கும் தகுந்து உடலைப் பண்படுத்தும் விதமான உணவுகள் பயன்படுத்தப்பட்டன. ஒவ்வொரு காலத்திலும் தனித்தனியான மனிதனுக்கேற்ற உணவு வகைகளை 'பாரம்பரிய உணவுமுறை' - கொண்டிருக்கிறது.

ஒவ்வொரு மனிதனின் சுவைத் தேவையும் தனித்தனியானது. உடலின் இயக்கத்திற்கு ஏற்ப சுவைத் தேவையும் மாறுபடும். தனித்தனியான தேவைக்கேற்ப உணவுகளும் மாறுபட்டிருக்க வேண்டும். இது தனிச்சீர் உணவுமுறையாகும்.

தமிழில் 'உணவு' என்ற சொல்லை, நீங்கள் எங்கு கண்டாலும் 'அறுசுவை உணவு' என்றுதான் குறிப்பிடப்பட்டிருக்கும்.

ஆறுவிதமான சுவைகளும் உணவில் கலந்திருப்பதே தனிச்சீர் உணவு முறையாகும். இந்தச் சுவைகள் சமமாகக் கலந்திருக்குமா? இல்லையா? என்பது தான் சமச்சீர் உணவிற்கும் இதற்குமான அடிப்படை வேறுபாடு.

எந்த அடிப்படையில் சுவைகளின் தேவையை கண்டுபிடிப்பது? ஒவ்வொரு உள்ளுறுப்பிற்கும், ஒரு சுவை இருக்கிறது. உடலின் இயக்கமே சுவையின் தேவையை அறிவிக்கும்!

அதை எவ்வாறு அறிந்து கொள்வது?

3

கணக்கு வாய்ப்பாடும் உணவுச் சமன்பாடும்

நமது வீடுகளில் உள்ள பெரியவர்கள் கால், அரை, முக்கால் ... என்ற பின்னக்கணக்குகளை எழுத்து உதவியின்றியே கூறிவிடுவார்கள். எவ்வளவு சிரமமான நீட்டல் அளவு கணக்கானாலும், கொள்ளளவு கணக்கானாலும் எவ்வித தாமதமும் இன்றி சில விநாடிகளில் சொல்லிவிடுவார்கள்.

இப்படி எல்லாவகைக் கணக்குகளுக்கான அடிப்படையாக விளங்குவது - வாய்ப்பாடு. கணக்குகளின் அடிப்படைச் சமன்பாடே - இந்த வாய்ப்பாடுதான்!.

நம் பாரம்பரிய உணவுமுறையான தனிச்சீர் உணவும் - அறுசுவை என்ற அடிப்படைச் சமன்பாட்டைக் கொண்டிருக்கிறது.

உதாரணமாக, கருவுற்றிருக்கும் ஒரு பெண்மணியைக் கவனிப்போம். சிசுவை வயிற்றில் கொண்டிருக்கும் தாய்மார்கள் சில குறிப்பிட்ட சுவைகளை விரும்பிச் சாப்பிடுவார்கள்.

என்ன சுவைகள்?

புளிப்பு, துவர்ப்பு, உப்பு!

நாம் ஏற்கனவே அறிந்திருக்கிறோம் உடலின் உள்ளுறுப்புக்கள் சுவைகளைக் கேட்கும் என்பதை!. அப்படியானால் இந்தச் சுவைகளைக் கொண்டு எந்த உள்ளுறுப்பு பலவீனமடைந்துள்ளது என்பதை அறிய முடியும்தானே?.

நம் பாரம்பரிய மருத்துவங்களின்படி, என்னென்ன சுவைகள் எந்தெந்த உறுப்புக்களை இயக்குகின்றன? என்பதைப் பார்க்கலாம்.

ஆறு சுவைகள்:

1. இனிப்பு   4. கார்ப்பு (காரம்)
2. புளிப்பு   5. உவர்ப்பு (உப்பு)
3. துவர்ப்பு   6. கசப்பு

உள்ளுறுப்புக்களும் சுவைகளும்:

இனிப்பு	- இரைப்பை
புளிப்பு	- கல்லீரல், பித்தப்பை
துவர்ப்பு	- மண்ணீரல்
காரம்	- நுரையீரல், பெருங்குடல்
உப்பு	- சிறுநீரக உறுப்புகள்
கசப்பு	- இதயம், சிறுகுடல்

... மீண்டும் கர்ப்பிணிகளுக்கே திரும்புவோம்.!

பெண்கள் கருவுற்ற காலத்தில் சிறுநீரகமும், கல்லீரலும், மண்ணீரலும், சிசு வளர்ப்பில் கவனம் செலுத்துகின்றன என்று கூறுகிறது பாரம்பரிய மருத்துவங்கள்.

சிறுநீரகத்தின் சுவை	- உப்பு
கல்லீரலின் சுவை	- புளிப்பு
மண்ணீரலின் சுவை	- துவர்ப்பு

... இம்மூன்று சுவைகள்தான் தாய்மார்களின் தேவைகளாக கர்ப்பப்பை பலமடையும் வரை இருக்கின்றன. புளிப்பையும், உப்பையும் கொண்டுள்ள - ஊறுகாயையும், புளிப்பான மாங்காயையும், துவர்ப்புச் சுவையுள்ள சாம்பலையும் அவர்கள் விரும்புவது இயல்புதான்!.

இப்படி, ஒவ்வொரு உள்ளுறுப்பும் - ஒவ்வொரு சுவையில் ஊக்கம் பெறுகிறது. தனக்குத் தேவையான சுவையை உடல் தன் உணர்வுகள் மூலம் நமக்குத் தெரிவிக்கிறது.

நாம் நம் சுவையுணர்வுகளை கவனிக்கத் தவறுகிறோம். தேவையற்ற சுவைகளுள்ள உணவுகளை ரசாயனச் சுவை கூட்டும் முறையால் கூடுதலாக - அளவிற்கு அதிகமாகச் சாப்பிடும் போது குறிப்பிட்ட சுவையோடு தொடர்புடைய உறுப்பு பலவீனமடைகிறது.

தேவைப்படும் சுவையுணர்வைப் புறக்கணிப்பதால் ஓர் உள்ளுறுப்பும், தேவையற்ற சுவைகளை அளவுமீறி எடுத்துக்கொள்வதால் இன்னும் சில உறுப்புக்களும் பலவீனமடைகின்றன.

ஒரு குறிப்பிட்ட உள்ளுறுப்பின் பலவீனத்தை சுவையின் மூலம் உடல் அறிவிக்கின்றது. அக்குறிப்பிட்ட சுவையுள்ள உணவுகளை உண்பதன் மூலம் உடல்நலக் கேடுகளிலிருந்து விடைபெறலாம்.

சுவை உணர்வு மூலமாக உடல் தன் உள்ளுறுப்பின் பலவீனத்தை அறிவிப்பது - முதல் நிலை. தொடர்ந்து, வெளிப்புற உறுப்புக்களின் மூலமும் தன் நிலையை உடல் அறிவிக்கின்றது.

பாரம்பரிய முறைகள் உள்ளுறுப்புக்களில் ஐந்தை மட்டுமே 'ராஜ உறுப்புக்கள்' என்று அழைத்தன. பிற உள்ளுறுப்புக்கள் ராஜ உறுப்புக்களைச் சார்ந்து இயங்கும் துணை உறுப்புக்களாகக் கருதப்பட்டன.

ராஜ உறுப்புகள் ஐந்து:

1. இதயம் 2. மண்ணீரல் 3. நுரையீரல்
4. சிறுநீரகம் 5. கல்லீரல்

இவற்றின் சுவைகளை நாம் ஏற்கனவே அறிந்துள்ளோம். நம்முடைய சுவைத் தேவையை வைத்து - எந்த உறுப்புக்கள் சக்தி தேவையில் இருக்கின்றன என்பதை அறிய முடியுமல்லவா?

இங்கே நாம் குறிப்பிடும் பலவீனம், சக்தி தேவை, சீர்கேடு என்பவைகள் எல்லாம் உடலின் மறைவான சக்தி ஓட்டத்தைக் குறிப்பிடுபவை.

ஒருவருக்கு உப்புச்சுவை அதிகம் தேவைப்படுகிறது என்பதை வைத்து என்ன உணர்கிறோம்? அவரின் சிறுநீரகம் பழுதடைந்துள்ளது என்பதை அல்ல. சிறுநீரகத்திற்குத் தேவையான உயிர்ச்சக்தி (Vital Force) குறைவுபட்டிருக்கிறது என்பதை!.

இந்தச் சக்திக் குறைபாடு நீடிக்கும்போது, படிப்படியாக

அவ்வுறுப்பை பாதிக்கத் துவங்குகிறது. நோயினுடைய வெளிப்பாடு துவங்குவதற்கு பல காலம் முன்பே சக்தி குறைபாட்டை உடல் நமக்கு அறிவித்துவிடுகிறது.

நாம் உடலின் அறிவிப்புக்களை புறந்தள்ளி விட்டு, நோயின் வெளிப்பாடுகளை வாங்கிக்கொள்கிறோம்.

நோய்களின் முன்னறிவிப்பான சுவைத் தேவையை நாம் புறக்கணிப்பதே உள்ளுறுப்புக்களின் சீர்கேட்டிற்குக் காரணமாக அமைகிறது.

இதுவரை நாம் அறிந்துகொண்ட, அறியப்போகிற கருத்தாக்கங்கள் அனைத்தும் சீனப் பாரம்பரிய மருத்துவமான அக்குபங்சர் அடிப்படையிலும், தமிழகப் பாரம்பரிய மருத்துவமான சித்த மருத்துவ அடிப்படையிலும் உள்ளதாகும்.

சுவைத் தேவைகளின் அடிப்படையில் தான் ஆரம்பகால மருந்துகள் தோன்றின.

உதாரணமாக -

நுரையீரல் தொந்தரவுகளுக்கான சுவை என்ன?

காரம்!

காரச்சுவையைக் கொண்டுள்ள மூலிகை மருந்துகளை சித்த மருத்துவம் பரிந்துரை செய்தது. அவைதான் மிளகு, இஞ்சி, துளசி.. போன்றவை.

இப்படி, எந்த உள்ளுறுப்பு பாதிக்கப்பட்டிருக்கிறதோ, அந்தச் சுவையை தேவையின் அடிப்படையில் கூட்டியோ, குறைத்தோ தருவதுதான் சித்த மருத்துவம். இவ்வாறு சுவை அடிப்படையில் பிறந்த மருந்துகள் இப்போது காரணம் தெரியாமல் தயாரிக்கப்படுகின்றன.

இருமலுக்கு - சுக்கு, மிளகு என்று கூறப்படுகிறதே தவிர, ஏன் அவை பரிந்துரைக்கப்பட்டன என்பதே மறந்துவிட்டது.

எந்த உள்ளுறுப்பு பாதித்தால் - எந்தச் சுவை தேவை என்பதை நாம் அறிந்து கொண்டோம். உடலின் சுவைகளை நாம் கடந்துவிட்டோம். இனி, உணவுகளின் சுவைகளை அறிந்து கொள்வோம்

4

சுவைகளின் சமன்பாடு

நாம் கற்றுக் கொண்டிருக்கிற உணவு பற்றிய பாடங்களை இரண்டு பகுதிகளாகப் பிரிக்கலாம்.

1. சுவையும் உடலும்

ஒவ்வொரு சுவையின் தேவையும் எந்த உள்ளுறுப்பின் பலவீனத்தால் ஏற்படுகிறது என்பதை அறியும் முதல் பகுதி.

2. சுவையும் உணவும்

சுவையின் தேவையை ஈடு செய்யும் உணவுகளைப் பற்றிய இரண்டாவது பகுதி.

... இதில் முதல் பகுதியை அறிந்துள்ளோம். சுவைகளின் தேவை தன்னியல்பாக எழுவதுதான் இதன் அடிப்படையாகும். உடலின் சுவைத் தேவையைப் பூர்த்தி செய்வதிலும், உணவு உண்பதிலும் அளவு என்பது முக்கியமான காரணியாகும். அளவை மீறுவது எப்போதுமே ஆபத்தானது. ஒரு முறை நாம் உண்ணும் உணவு நம் உணர்வு ரீதியான தேவையை நிறைவு செய்ய வேண்டும். அளவு கடந்து ஒரே சுவையை வயிறுமுட்ட சாப்பிடுவது அக்குறிப்பிட்ட உள்ளுறுப்பை மேலும் பலவீனமாக்கும்.

உதாரணமாக,

வழக்கமாக நாம் உண்ணும் உணவை அளவுக்கு அதிகமாகச் சாப்பிட வேண்டும் என்பதற்காக புளிப்பான ஊறுகாயைச் சுவைக்கிறோம். உடலின் தேவையற்று நாம் பயன்படுத்துகிற ஊறுகாய் புளிப்பின் உச்ச சுவையாகும். இது நிச்சயமாகக் கல்லீரலைப் பாதிக்கும். கல்லீரல் சீர்கேட்டிற்குப் பிறகு எப்போதுமே புளிப்பின் தேவை இருந்துகொண்டேயிருக்கும். இது இயல்பான தேவை அல்ல. மாறாக, நம்முடைய சுவை அளவீட்டால் வந்த தேவை.

அதே போல- நம் குழந்தைகளுக்கு இனிப்பான சாக்லேட்டுகளை நாம் அறிமுகப்படுத்துகிறோம். செயற்கை மிகு இனிப்பான சாக்லேட்டுகள்- இனிப்பு தொடர்பான உறுப்பு இரைப்பையை பலவீனப்படுத்துகிறது. இப்போது, குழந்தைகள் எப்போதும் இனிப்பு உணவையே கேட்டுக்கொண்டிருப்பார்கள். இதுவும் இயல்பான சுவைத்தேவை அல்ல.

நீங்கள் காய்ச்சலை உணர்ந்திருக்கிறீர்களா?

காய்ச்சல் நம் உடலிலிருந்து நீங்கும்போது நாக்கு படிப்படியாக இயல்பிற்குத் திரும்பும். அப்போது ஏற்படுவது தான் இயல்பான சுவைத்தேவை. இந்த இயல்பான தேவைக்கு நாம் எடுத்துக் கொள்ளும் சுவை பலவீனமடைந்த உள்ளுறுப்பைச் சீர் செய்கிறது.

சுவையுள்ள உணவுகளை உண்பதற்கும் ஒரு நிபந்தனை உண்டு. அதுதான் பசி!.

பசி என்ற உடலின் தேவை அடிப்படையிலேயே சுவைகள் தரப்பட வேண்டும்.

இறுதியாக, சுவையை எப்படித் தேர்வு செய்வது?

நாம் அறிந்தவற்றின் அடிப்படையில், சுவைத் தேவையின் மூலம் நேரடியாக சுவையை உணரலாம்.

நாம் கண்டுபிடித்துள்ள 'சுவையை' எப்படிப் பயன்படுத்த வேண்டும்?

உள்ளுறுப்பினுடைய சீர்கேடு குறிப்பிட்ட சுவை அளவு கூடுவதாலோ அல்லது தேவையாலோ ஏற்படலாம். அந்தச் சுவை அவருடைய வழக்கமான உணவில் அதிகமாக இருந்தால் அச்சுவையை குறைத்துக் கொள்ள வேண்டும்.

அவருடைய உணவில் அக்குறிப்பிட்ட சுவை அறவே தவிர்க்கப்பட்டிருந்தால், அச்சுவையை அளவு மீறாமல் சேர்த்துக் கொள்ள வேண்டும்.

இவ்விதமாக, உடலின் சுவைத் தேவைகளை ஈடு செய்யும் உணவுகளை அறிய வேண்டும். ஒவ்வொரு உணவிலும் எந்த விதமான சுவைகளின் கலவை இருக்கிறது என்பதை இனி தொடரலாம்.

5

சுவைகளின் கலப்பு

நாம் சாப்பிடுகிற உணவு தனித்தனியான சுவைகளின் அடிப்படையில் இல்லை. எல்லா உணவுகளும் அறுசுவைகளின் கூட்டுத் தொகுப்பாகவே அமைந்துள்ளன.

சுவைகளைக் கண்டறிய சில வழிமுறைகள் உள்ளன. சுவை என்பது நாம் நாக்கின் மூலம் உணர்வது மட்டுமல்ல. சுவை என்பது தன்மை! நேரடியாக நாக்கில் வெளிப்படாமலும் சுவையானது மறைந்திருக்கும்.

இங்கே நாம் 'சுவை' என்ற சொல்லால் குறிப்பிடுவது அது உடலினுள் ஏற்படுத்தும் தன்மையையும் கணித்துத்தான். எனவே, சுவை என்பது வெளிப்பட வேண்டிய அவசியமில்லை. உடலின் மீதான தன் விளைவு மூலமாகவும் அது 'சுவை' என்ற பெயர் பெற முடியும்.

உதாரணமாக -

ஆப்பிள் பழம் வெளிப்படையான சுவையில் இனிப்பாகத் தெரிகிறது. ஆனால், புளிப்பின் தன்மையை மிகையாகக் கொண்டுள்ளது.

எப்படி இதை அறிவது?

புளிப்பின் தன்மை

1. நேரடியாக புளித்தல்
2. சில நாட்கள் கழிந்தபிறகு புளித்தல்
3. குழ, குழப்பாக இருத்தல் (புளிக்கரைசலைப் போல)
4. தன்னுடைய இயல்பான நிறத்திலிருந்து, பழுப்பு நிறமாக காற்றுப்பட்டவுடன் மாறுதல்
5. மாவுப் பொருளாக இருத்தல்

… போன்ற தன்மைகளின் அடிப்படையில் தீர்மானிக்க வேண்டும்.

இப்போது ஆப்பிளைக் கவனியுங்கள்...

- நேரடியான இனிப்பும், கொஞ்சம் புளிப்பும் இணைந்த சுவையைக் கொண்டுள்ளது.
- காற்றுப்பட்டவுடன் ஆப்பிளின் உட்பகுதி பழுப்பு நிறமாக மாறிவிடும்.
- மாவுப் பொருளாகவும் அமைந்துள்ளது.

இதன் அடிப்படையில் ஆப்பிள் புளிப்புத் தன்மையைக் கூடுதலாகவும், இனிப்பை அதற்கு அடுத்தபடியாகவும் - பிற சுவைகளை சிறுபங்காகவும் கொண்டிருக்கிறது.

இதுதான் சுவை அறியும் முறையாகும்!

ஒரே உணவில் அறுசுவைகளும் கலந்திருக்கும். நிறத்தால், மணத்தால், தன்மையால் அதன் சுவையை நாம் உணரமுடியும். எந்தச் சுவை பிற சுவைகளை விட மிகைத்திருக்கிறதோ அதுவே அவ்வுணவின் பிரதான சுவையாகக் கொள்ள வேண்டும்.

ஒவ்வொரு சுவையையும் பிரித்தறியும் இம்முறை மூலமே தொன்மையான மூலிகை மருத்துவம் அமைந்திருந்தது. சில சித்தர் பாடல்களிலும், பண்டைய நூல்களிலும் (பதார்த்த குணசிந்தாமணி, பஞ்ச கோசம்) மட்டுமே இவ்வகையான விளக்கங்கள் காணக் கிடைக்கின்றன. 1940 - களில் வெளிவந்த கந்தசாமி முதலியாரின் 'உணவு மருத்துவம்', 'பஞ்ச கோச விவேகம்' போன்ற நூல்கள் சுவைபற்றி ஓரளவு வெளிப்படுத்துகிறது. என்றாலும், மருத்துவத் தத்துவங்களின் தெளிவும், அனுபவ விளைவும் மட்டுமே சுவையின் தன்மைகளைப் புரிந்து கொள்ள வழிகாட்டும்.

அப்படியான தத்துவ வழிகாட்டலின் அடிப்படையில் சுவையின் தன்மைகளை நாம் அறிய முயல்வோம்.

இனிப்புச் சுவையின் தன்மைகள்:

- சுவையால் இனித்தல்
- பிசுபிசுப்பாக இருத்தல்
- பழங்களில் - விதைகள் கூட்டாக இருத்தல்
- மஞ்சள் நிறமாக இருத்தல்

... இத்தன்மைகளில் மிகைத்திருக்கும் உணவுகள் இனிப்புச் சுவையாகும்.

உதாரணமாக, வாழைப்பழத்தை எடுத்துக்கொள்ளலாம்.

- சுவை - இனிப்பும், புளிப்பும்
- பழம் - பிசுபிசுப்புத் தன்மையுடன் இருக்கிறது.
- விதைகள் - கூட்டாகக் காணப்படுகிறது
- நிறம் - மஞ்சளாக இருக்கிறது. எனவே இனிப்புச் சுவை மிகுந்தும், புளிப்பு குறைவாகவும், பிற சுவைகள் மறைந்தும் காணப்படுகின்றன.

இவ்வாறு நாம் சுவைகளின் தன்மைகளைக் கொண்டு அவற்றை அடையாளம் கண்டுகொள்ளலாம். இனிப்பு பற்றி ஒரேயொரு விசயத்தை அறிநது கொண்டு அடுத்த சுவைக்குச் செல்லலாம்.

இனிப்புச் சுவையின் மிகுதி - புளிப்புச் சுவையாக மாறுகிறது.

புளிப்புச் சுவையின் தன்மைகள்:

- சுவையால் புளித்தல்
- சில நாட்கள் கழித்துப் புளித்தல் (தோசை மாவு)
- குழ, குழப்பாய் இருத்தல் (வெண்டைக்காய்)
- பழங்களில் - ஒரு கூட்டிற்குள் பல விதைகள் சதையுடன் இணைந்து இருத்தல் (பலாப்பழம்)
- வெண்மை நிறமாக இருத்தல்.
- சதைப்பற்று கூடுதலாக இருத்தல்.

துவர்ப்புச் சுவையின் தன்மைகள்:

- சுவையால் - துவர்த்தல்
- ஒட்டும் தன்மையுடையது
- பழங்களில் - ஒரு கூட்டில் ஒரே விதை இருப்பது (மாம்பழம்)
- மரத்தின் நிறம்

கசப்புச் சுவையின் தன்மைகள்:

- சுவையால் - கசப்பு
- மணம் இருந்தாலே அது கசப்பைக் குறிக்கும்
- சதைப்பற்று குறைவாக இருக்கும்
- கறுப்பு நிறமாக இருப்பவை

காரச்சுவையின் தன்மைகள்:

- சுவையால் - காரம்
- நார் நாராகப் பிரிதல் (ஏலக்காய்)
- கரைக்கும் தன்மையுடையது
- பழங்களில் - ஒரே கூட்டில் பலவிதைகள் வரிசையாக அமைந்திருக்கும் (மிளகாய்)
- சிவப்பு நிறமாக இருக்கும்
- மாவாகாத பொருட்கள் (கருணைக்கிழங்கு)

உப்புச் சுவையின் தன்மைகள்:

- சுவையால் - உப்பு
- உடைக்கும் தன்மையுடையது
- நீர்த்தன்மை மிகுந்திருக்கும் (ஆரஞ்சு)
- பழங்களில் - ஒரே கூட்டில் பலவிதைகள் தனித்தனியாக அமைந்திருக்கும் (தர்பூசணி)
- பழுப்பு நிறமுடையது .. மேற்கண்ட சுவைகளின் தன்மைகளைக் கொண்டு மிகைத்திருக்கும் சுவையை அறியலாம்.

இன்னும், அசைவ உணவுகளில் பிராய்லர் கோழி சதைப்பற்றின் காரணமாக - புளிப்புச் சுவை எனவும், நாட்டுக்கோழி சதைப்பற்றுக் குறைவின் காரணமாக கசப்புச் சுவை எனவும், ஆடு - மாடு போன்ற கால்நடைகள் சக்கை சக்கையாகப் பிரிவதால் - காரத்தன்மை எனவும் பகுக்கலாம். நம் உடல் கேட்கும் சுவையை அறிந்து, அச்சுவையின் தன்மையைக் கொண்டுள்ள உணவை உடலிற்கு அளிப்பதன் மூலம் உள்ளுறுப்புக்களின் பலவீனங்களைக் களையலாம். அறுசுவை நலமாக்கலின் எளிமையான இரண்டு வழிமுறைகள் உள்ளன.

1. சுவை ஒழுங்குமுறை
2. எதிர்ச்சுவை அளித்தல்

ஒரு நபருக்குப் பிடித்த சுவை ஒன்று இயல்பாகவே அமைந்திருக்கும். உடலில் நோய் ஏற்படும் காலங்களில் எந்தச் சுவை வழக்கமாகப் பிடிக்குமோ அச்சுவையை மட்டும் முற்றிலும் தவிர்த்துவிட வேண்டும். நோயின் தீவிரம் குறைந்த பிறகு படிப்படியாக அச்சுவையை அளவு மீறாமல் சேர்த்துக் கொள்ளலாம்.

உதாரணமாக, ஒருவருக்கு வழக்கமாக புளிப்பு பிடித்த சுவையாக இருக்கும். இந்தப் புளிப்புச் சுவையைத் தொடர்ந்து பயன்படுத்தி வந்தால் அதன் உள்ளுறுப்பான கல்லீரல் பலவீனமடையும். இப்போது அவருக்கு அறிகுறிகள் மூலம் சீர்கேடு உணர்த்தப்படும். தொடர்ந்து தொந்தரவுகள் தலைதூக்கும். இந்த நாட்களில் புளிப்புச் சுவையை முற்றிலும் தவிர்த்துவிடுவது நலமடைய வழிவகுக்கும். மெதுவாகப் பசி மீண்டும் தோன்றும் போது (உடலில் தொந்தரவுகள் தோன்றும் போது பசி இருக்காது) புளிப்பைத் தவிர்த்து பிற சுவைகளுள்ள உணவைத் தரலாம்.

இம்முறை சுவை ஒழுங்கு முறையாகும்.

மற்றொரு முறை எதிர்ச்சுவை அளித்தல்!

நாம் ஏற்கனவே பார்த்தபடி ஒருவருக்கு வழக்கமாகப் பிடிக்கும் சுவையை தொந்தரவு காலங்களில் முற்றிலும் தவிர்த்துவிடுகிறோம்.

ஏன் தவிர்க்கிறோம்?... அவர் எந்தச் சுவையை எப்போதும் சாப்பிடுகிறாரோ அந்தச் சுவையே அவருடைய உடல்நலக் கேட்டிற்குக் காரணமாக அமைகிறது என்பதால் தானே!.

நோயுற்ற காலத்தில் இந்தச் சுவையை நிறுத்தி விடுவது நல்லது தான். அதே நேரம் அளவுக்கதிகமான இச்சுவையைக் குறைக்க மாற்றுச் சுவை உண்டா?

ஆம்! ஒவ்வொரு சுவைக்கும் எதிர்சுவை உண்டு. எந்தச் சுவை மூலம் நாம் தொந்தரவுகளை அடைந்தோமோ அதற்கு நேரெதிரான சுவையுள்ள உணவைச் சாப்பிடுவதன் மூலம் விரைவான குணம் பெறலாம்.

ஆறு சுவைகளின் எதிரெதிர் சுவைகள் இதோ:

இனிப்பு	- காரம்
புளிப்பு	- உப்பு
துவர்ப்பு	- கசப்பு

... இவை ஒன்றுக்கொன்று எதிர்ச்சுவையாகும்.

ஒரு குறிப்பிட்ட சுவை அதிகரிப்பதால் ஏற்படும் தொந்தரவுகளை எதிர்ச்சுவை உணவுகள் மூலம் எளிமையாக்கிக் கொள்ளலாம்..

உதாரணமாக,

வீடுகளில் தோசைமாவில் புளிப்புச் சுவை கூடிவிட்டால் கொஞ்சம் உப்பைத் தூவி சமன் செய்வார்கள்.

அதே போல, இனிப்புச் சுவையை சமன் செய்யக் காரம் பயன்படுகிறது. நம் நாக்கில் இனிப்புச் சுவை அதிகரித்துவிட்டால், அதை விடக் குறைவான இனிப்பைக் (காபி, டீ) உணர முடியாது. எனவே, அதிகமாய் உள்ள இனிப்புச் சுவையை சமன் செய்ய காரத்தைப் பயன்படுத்தினால் போதும்.

நாம் காரமான உணவை உண்ணும் போது காரச் சுவையின் மிகுதியினால் விக்கல் உண்டாகும். இந்த விக்கலை தண்ணீர் அருந்துவதன் மூலம் கொஞ்சம் குறைக்கலாம். ஆனால், முழுமையாக நிற்க வேண்டுமானால், இனிப்புச் சுவையை பயன்படுத்தலாம். கொஞ்சம் இனிப்புப் பொருளை நாக்கில் சுவைக்கும் போதே விக்கல் நின்றுவிடுவதை உணர முடியும்.

இப்படி, எதிர்ச்சுவைகளைப் பயன்படுத்துவது 'எதிர்ச்சுவை அளிக்கும்' முறையாகும். இதுவரை நாம் அறிந்தவை - பாரம்பரியமான தனிச்சீர் உணவு முறையின் ஒரு பகுதியாகும்.

ஆறு சுவைகளையும் - அதன் வெளிப்பாடுகளையும் உணர்ந்து சுவைத் தேவையைப் பூர்த்தி செய்வது அனுபவத்தால் படிப்படியாக விளங்கும்.

மிகச் சுலபமான இரண்டே விசயங்கள் மூலம் உணவை மிக எளிமைப்படுத்துகிறது. - தனிச்சீர் உணவுமுறையின் இரண்டாவது பகுதி! அது என்ன?

6

தேக்கமும் நீக்கமும்

நமது உடலில் ஏற்படும் சுவைக் குறைபாடு அல்லது அதிகரிப்பால் உள்ளுறுப்புக்கள் பலவீனமடைகின்றன. குறிப்பிட்ட உள்ளுறுப்பின் சுவையை அறிந்து, அதைத் தருவதன் மூலமோ அல்லது அதனுடைய எதிர்ச்சுவையைத் தருவதன் மூலமோ நலமடையும் வழியை தனிச்சீர் உணவு முறையின் ஒரு பகுதியாக இதுவரை அறிந்தோம்.

அறிகுறிகள் மூலம் ஒவ்வொரு உள்ளுறுப்பையும் கண்காணித்து, தேவையான சுவையை அளிப்பது ஒரு முறை. ஆறு சுவைகளின் தன்மையைப் பொறுத்து அவற்றை உடலில் தொந்தரவை ஏற்படுத்தும் சுவைகள், நலமாக்கும் சுவைகள் என்று இரு கூறாகப் பிரித்து எளிமையான வழியில் நலம் தருவது தனிச்சீர் உணவு முறையின் இரண்டாவது பகுதியாகும்.

நாம் அறிந்த ஆறு சுவைகளை மும்மூன்றாகப் பிரித்து இரு வகைகளாக அறியலாம்.

1. அமிலத் தன்மையுடைய சுவைகள் (Acid)
2. காரத்தன்மையுடைய சுவைகள் (Alkaline)

இங்கே நாம் ஒரு விசயத்தில் தெளிவு பெறுவது அவசியம். 'அமிலம் - காரம்' என்ற வார்த்தைகள் இப்போது பயன்படுத்தப்படும் விஞ்ஞான வார்த்தைகள் அல்ல. இது PH எனப்படும் ஹைட்ரஜனின் சேர்மானத்தைக் கொண்டு 'அமிலம்/காரம்' எனப் பிரிக்கும் நவீன வேதியியல் முறை அல்ல. பாரம்பரியமாக நம் முன்னோர்களால் வழங்கப்பட்டு வரும் தனிச்சீர் உணவுமுறையின் தொன்மையான அறிவியல்.

நவீன வேதியியல் கூறும் அமிலம் / காரம் என்பவை அக்குறிப்பிட்ட பொருளின் தன்மைகளாகும். நாம் இங்கே அறியவுள்ள அமிலம்/காரம் என்பவை அப்பொருட்கள் நம் உடலினுள் ஏற்படுத்தும் தன்மைகளாகும்.

சரி;

மீண்டும் சுவை பகுப்பிற்குத் திரும்புவோம். நாம் அறிந்த ஆறு சுவைகளில் மூன்று சுவைகள் அமிலத் தன்மையை உடலில் ஏற்படுத்தும் சுவைகளாகும்.

அவை-

1. இனிப்பு
2. புளிப்பு
3. துவர்ப்பு

இம்மூன்று சுவைகளும் பிசுபிசுப்பான, குழ குழப்பான ஒட்டும் தன்மையை உடலில் ஏற்படுத்தும் சுவைகளாகும். நம் உடலின் பல பகுதிகளில் தேங்கும் கழிவுகள் அனைத்தும் அமிலத் தன்மையுள்ள இந்த மூன்று சுவைகளால் ஏற்படுபவைதான்!

உடலில் அமிலத் தன்மை தேங்குவது தான் பெரும்பாலான நோய்களுக்குக் காரணமாகும்.

நம் உடலில் எந்தப் பகுதியில் கழிவுகள் தேங்குகிறதோ அப்பகுதியில் சில தொந்தரவுகள் தோன்றும். தொந்தரவுகள் வெளிப்படும் பகுதிகளுக்குத் தகுந்தவாறு நோய்கள் வெவ்வேறு பெயர்களால் அழைக்கப்படுகின்றன.

உதாரணமாக,

கை, கால் மூட்டுகளில் கழிவுகள் தேங்கியுள்ள போது மூட்டுவலி (Rheumatic Arthritis) என்றும், தசைகளில் தேங்கி வலி ஏற்படும் போது தசைவலி (Muscle pain) என்றும் நுரையீரலில் தேங்கும் போது இதய அடைப்பு (Heart Block) என்றும் அழைக்கப்படுகின்றன. இவ்வாறுதான் அனைத்து விதமான தொந்தரவுகளும் உடலில் கழிவுகள் தேங்குவதாலும், அதனால் உள்ளுறுப்புக்கள் பலவீனமடைவதாலுமே தோன்றுகின்றன. இப்படியான கழிவுகள் தேக்கத்திற்கு மேற்கண்ட அமிலச் சுவைகளே காரணமாக அமைகின்றன. நம் உடலில் தேங்குகின்ற அனைத்துவிதமான கழிவுகளும் அமிலத் தன்மை உடையவைகளாகவே உள்ளன.

இன்னும் - அமிலம், காரம் என்னும் இரு தன்மைகளில் தேங்கும் தன்மை கொண்டது அமிலமாகும். உடலின் ஆரோக்கிய நிலையில் - உள்ளுறுப்புக்களின் சீரான நிலையில் அமிலத் தன்மை தேங்குவதில்லை. நமது முறையற்ற உணவு முறைகளால் அமிலத்

தன்மையுள்ள உணவுகள் அளவை மீறுகின்றன. மிகினும், குறையினும் நோயே!. இவ்வாறு அதிகரிக்கும் ஒற்றைத் தன்மையுள்ள உணவுகளால் நம் உடலில் கழிவுகள் தேங்குகின்றன. கழிவுகளின் தேக்கத்தால் உள்ளுறுப்புக்களின் அன்றாட இயக்கத்தில் பாதிப்பு ஏற்பட்டு, முழு உடலின் ஆரோக்கியத்தையும் பாதிக்கிறது..

அமிலத்தன்மையுள்ள சுவைகள் அளவை மீறும் போது தேக்கம் கொள்கின்றன.

மீதமுள்ள மூன்று சுவைகள் காரத்தன்மை (Alkaline) உள்ள சுவைகளாகும். இவை அமிலச் சுவைகளுக்கு நேரெதிரான தன்மைகளைக் கொண்டுள்ளன.

1. காரம்
2. உப்பு
3. கசப்பு

பிசுபிசுப்பான இனிப்புச் சுவைக்கு எதிராக கரைக்கும் தன்மை யுடைய காரமும், கொழகொழப்பான புளிப்புச் சுவைக்கு எதிராக - உடைக்கும் தன்மையுள்ள உப்பும், ஒட்டும் துவர்ப்புச் சுவைக்கு எதிராக உறிஞ்சும் தன்மையுள்ள கசப்புச்சுவையும் அமைந்துள்ளது. உடலில் தேங்குகின்ற தன்மையுள்ள கழிவுகளை கரைத்து, உறிஞ்சி, உடைத்து வெளியேற்றும் விதத்தில் காரத் தன்மையுள்ள சுவைகள் உடலில் செயல்படுகின்றன.

எனவே, காரத்தன்மை - அமிலத் தன்மைக்கு எதிரானது. நம் உடலில் அமிலத் தன்மை தேங்கும் இயல்புடையது, காரத்தன்மை வெளியேறும் தன்மையுடையது. நம் உணவுகளில் உள்ள அளவு மீறும் அமிலச் சுவைகளால் தேக்கம் ஏற்படுகிறது என்பதை அறிந்தோம். அதேபோல, காரத்தன்மையுள்ள சுவைகள் அளவுமீறும்போது தானே வெளியேறும் இயல்பைக் கொண்டுள்ளன.

நேரெதிர் இயல்புகளைக் கொண்டுள்ள அமில, காரத் தன்மைகளின் சமமான கலப்பு உணவு உடலிற்கு ஊறு விளைக்காதது. எந்த அளவிற்கு அமிலச் சுவைகளுள்ள உணவை நாம் உண்கிறோமோ அவற்றைச் சமப்படுத்தும் காரத் தன்மையுள்ள சுவைகளைச் சேர்த்து உண்ண வேண்டும். தனிச்சீர் உணவு முறையின் அமில, கார பகுப்புச் சமன்பாட்டின் படியே பாரம்பரியமான உணவு முறைகள் அனைத்துமே அமைந்திருந்தன.

உதாரணத்திற்கு -

நம் உணவுமுறையின் எஞ்சிய பகுதியான அறுசுவை உணவு பதார்த்தங்களைச் சற்றுக் கவனிப்போம்.

நம்முடைய சிறப்பான மதிய உணவுகளை பகுப்போம்.

நாம் உண்ணும் சோறு - புழுங்கல் அரிசி என்றால் - காரத்தன்மையுடையது.

பச்சை அரிசி என்றால் - அமிலத் தன்மையுடையது.

குழம்பு வகைகள் - அமிலத் தன்மையுடையது. அதில் காரத்தன்மையுடைய கடுகு, கறிவேப்பிலை, வெங்காயம், மிளகாய் போன்றவற்றைத் தாளித்து ஊற்றி சமன்படுத்துவார்கள்.

உதாரணமாக,

சாம்பார் - அமிலம்

புளிக்குழம்பு - அமிலம்

ரசம் - காரம்

தயிர் - அமிலம்

நீர் கலந்த மோர் காரம் .. என சமன்பாடான உணவுகளாகவே இருக்கின்றன.

இன்னும் நாம் பயன்படுத்தும்...

கூட்டு - அமிலம்

பொறியல் - காரம்

அவியல் - அமிலம்

அப்பளம் - காரம்

... என சுவைப் பகுப்பு தொடர்கிறது.

நம்முடைய பாரம்பரிய உணவுமுறைகள் இத்தகைய சுவைப் பகுப்பின்படியே அமைந்திருந்தன. அவற்றை உண்பதற்கான வரிசை முறைகளும் கூறப்பட்டிருந்தன.

நம்முடைய உணவு மட்டும் தான் சரியானது. பிற பண்பாட்டு உணவு முறைகள் தவறானவை என்ற கூற்று தவறானது.

நம்முடைய அரிசி உணவைப் போன்ற வடநாட்டின் ரொட்டி உணவை எடுத்துக் கொள்வோம்.

நார்த்தன்மையுள்ள கோதுமை - காரம்

மொறுமொறுப்பான பூரி - காரம்

மாவுத் தன்மையுள்ள கிழங்குகள் - அமிலம்

கூட்டு - அமிலம்

அதேபோல சப்பாத்தி உணவுகள் போன்ற வடநாட்டின் அனைத்துப் பாரம்பரிய உணவுகளும் தன்மை பகுப்பின் அடிப்படையில் சரியாக அமைந்துள்ளன.

சீன உணவிற்கு வாருங்கள்.

அரிசி - காரம்

வேகவைத்தல் - அமிலம்

வறுத்தல் - காரம்

இவற்றின் சேர்மானம் ஃப்ரைடு ரைஸ் ஆக மாறுகிறது. சீன உணவுகள் - தனித்தனி வகைகள் தனித்தனியாகவே சமன் செய்யப்படுகின்றன. இந்திய உணவுகள் கூட்டாக சமன் செய்யப்படுகின்றன.

சமன்படுத்துதல், அல்லது சமப்படுத்துதலே சமைத்தல் ஆகும்.

நம் உணவுகளில் இவ்விரட்டைப் பகுப்பை அடிப்படையாகக் கொண்ட சுவைகள் சமப்படுத்தப்படுகின்றன. அளவை மீறாத அமிலமும், அதனைச் சமப்படுத்தும் காரமும் கொண்ட உணவுகள் நம் உடல்நலத்தைக் காப்பவைகளாக அமைந்துள்ளன.

அமிலத்தன்மையுள்ள சுவைகளின் அதிகரிப்பால் உடலில் கழிவுகள் தேக்கமடைந்து, தொந்தரவுகள் தோன்றுகின்றன. இவ்வாறான நேரங்களில் காரத்தன்மை அதிகமுள்ள சுவைகளை உணவில் எடுத்துக் கொண்டோமானால் அமிலத் தன்மையுள்ள கழிவுகள் வெளியேறும்.

அளவை மீறும் அமிலச் சுவைகள் - தேக்கமடையும் என்பதை அறிந்தோம். அளவை மீறும் காரச் சுவைகள் எவ்வாறு வெளியேறும்?

வாந்தி, வயிற்றுப் போக்கு, தும்மல், இருமல், காய்ச்சல் போன்ற உடனடித் தொந்தரவுகள் மூலம் காரத்தன்மை தானே வெளியேறுகிறது. பொதுவாகத் தொந்தரவுகளை தற்காலிகமானவை (Acute), நீடித்தவை (Chronic) என்று ஆங்கில மருத்துவத்தில் பிரிப்பார்கள். இவற்றில் தோன்றி, மறையும் தற்காலிகத் தொந்தரவுகளாக அறியப்படுபவைகள் அனைத்தும் காரத்தன்மை அதிகரிப்பால் ஏற்படுகின்றன.

நீடித்த தொந்தரவுகள் அனைத்தும் அமிலத்தன்மை அதிகரிப்பால் தோன்றுகின்றன.

அமில, காரத் தன்மையுள்ள உணவுகளை எவ்வாறு அடையாளம் கண்டுபிடிப்பது?

7

இரட்டைப் பகுப்பு முறை

தனித்தனியான சுவைகளை அறிவதைவிட அமிலம் / காரம் என்ற இரட்டைப் பகுப்பு மூலமாக எளிதில் சுவைகளைப் பிரித்து உணர முடிகிறது. உடலில் தேக்கத்தை ஏற்படுத்தும் அமிலச் சுவைகளும், வெளியேற்றும் தன்மையுள்ள காரச் சுவைகளும் எவை எவை என்பதை அறிந்துள்ளோம்.

இவ்வடிப்படையில் அமில, காரப் பகுப்பை பிரித்தறியும் தன்மைகளை ஒட்டுமொத்தமாக பார்க்கலாம்.

அமிலத் தன்மையைக் கண்டறிதல்:

1. நேரடியான சுவைகளில் இனிப்பு, புளிப்பு, துவர்ப்பு போன்றவற்றைக் கொண்டுள்ள உணவுகள்.
2. நொதித்தல் மூலம் புளிப்பை அடையும் உணவுகள்.
3. பிசுபிசுப்பாக, குழகுழப்பாக, ஒட்டும் தன்மையுள்ள உணவுகள்.
4. காற்றுடன் வினைபுரியும் உணவுகள்
5. பழங்களில் - பல விதைகள் கூட்டாக இருப்பதும், பல விதைகள் சதையுடன் ஒட்டிக் காண்ப்படுவதும், ஒரே ஒரு விதை இருப்பதும் அமிலத் தன்மையாகும்.
6. மாவுப் பொருளாக உள்ள உணவுகள்.
7. சதைப்பற்று கூடுதலாக உள்ள உணவுகள்
8. மஞ்சள், வெண்மை, மர நிறத்தில் காணப்படும் உணவுகள்.

... போன்றவை அமிலத் தன்மைக்கான உணவுகளாகும்.

காரத்தன்மையைக் கண்டறிதல்:

1. நேரடியான சுவைகளில் கசப்பு, காரம், உப்பு போன்றவற்றைக் கொண்டுள்ள உணவுகள்.

2. மணக்கும் பொருட்கள் காரத் தன்மையைக் கொண்டிருக்கும்.

3. சக்கை, சக்கையாக - நார், நாராகப் பிரியும் உணவுகள்.

4. சதைப்பற்றுக் குறைவாக இருக்கும் உணவுகள்.

5. கரைக்கும், உடைக்கும், உறிஞ்சும் தன்மையுள்ள உணவுகள்.

6. காரத்தன்மை, கூடுதலாகக் காணப்படும் உணவுகள்.

7. பழங்களில் - பல விதைகள் தனித்தனியாகவும் வரிசையுடனும் அமைந்திருப்பவைகள்.

8. கறுப்பு, சிவப்பு, பழுப்பு நிறங்களில் காணப்படும் உணவுகள்.

... போன்றவை காரத்தன்மைக்கான உணவுகளாகும்.

அமில, காரத்தன்மைகளை உணவில் கூடுதலாக்கும் சில முறைகளும் உள்ளன. அவற்றையும் அறிவது பலனளிக்கும்.

- உணவுகளில் சொத சொதப்பான தன்மை அமிலத்தை அதிகரிக்கும்.
- மொறுமொறுப்பான தன்மை காரத்தை அதிகரிக்கும்.
- அவித்தல் அல்லது வேகவைத்தல் அமிலத் தன்மையை அதிகரிக்கும்.
- பொறித்தல் அல்லது சுடுதல் காரத்தன்மையை அதிகரிக்கும்.
- தங்கம் - அமிலமாகவும், வெள்ளி - காரமாகவும் கருதப்படுகிறது.
- நீர் - காரத்தன்மையானது, நவீன வேதியியலில் - நீரை சமனாக (Nautral) கருதுவார்கள். ஆனால் பாரம்பரிய அறிவியல் நீரை காரத்தன்மையான பொருட்களில் முதன்மையானதாகக் குறிப்பிடுகிறது.
- உடலில் - மந்தமாக இருக்கும் வயிறு அமிலத் தன்மையானது.

- பசிக்கும் வயிறு - காரத்தன்மையுடையது.
- சமைத்தலில் - வதக்குதல் அமிலம். தாளித்தல் காரம்.

அமிலச் சுவை மிக அதிகமாக உடலில் தேங்கியிருந்தால் எந்தச் சுவையுள்ள உணவுகளை உண்டாலும் அமிலச் சுவையாகவே மாறுகிறது.

இன்னும் - சுவைக் கலப்பு உணவுகள், மரபணுமாற்ற உணவுகள் ... என நவீன உணவுகளின் வருகையும் நடைபெற்றுள்ளது. எந்த வகை உணவானாலும் அவற்றின் தன்மைகளை உணர்ந்து உட்கொண்டோமானால் உடல்நலக் கேடு இல்லை.

உதாரணமாக, வயிற்றுப் போக்கின் போது தயிர் சாப்பிடுவது போன்றவை பொதுப்பழக்கங்களாக உள்ளன. நீண்டகால வயிற்றுத் தொந்தரவால் ஏற்படும் வயிற்றுப் போக்கு அமிலத் தன்மையால் ஏற்படுவது. மீண்டும் அமிலத் தன்மையுடைய தயிர் நிலைமையை இன்னும் மோசமாக்கும். திடீர் வயிற்றுப் போக்கு காரத்தன்மையுடையது. இதற்கு சுவை அடிப்படையில் தேவை ஏற்பட்டால் தயிர் கொடுக்கலாம்.

இங்கே நாம் கவனத்தில் கொள்ள வேண்டிய முக்கியமான விசயம் ஒன்று உண்டு. உணவுகளைப் பற்றிய, மருந்துகளைப் பற்றிய விதவிதமான ஆலோசனைகள் நம் நாட்டில் இலவசமாகக் கிடைக்கும். இப்படியான பரிந்துரைகள் யூகங்களின் அடிப்படையில் கூறப்படுபவை இவற்றைக் கண்டபடி பின்பற்றினால் உடல் புதிய புதிய தொந்தரவுகளுக்கு உள்ளாகும்.

நாட்டு மருந்துகள், உணவுகள் போன்றவற்றில் போதிய தெளிவு உள்ளவர்களிடம் மட்டுமே ஆலோசனை கேளுங்கள்.

இன்னும் சிறந்த வழி - உங்கள் உடலிடமே ஆலோசனை கேட்பதுதான். உடல் - பசியை, பசியின்மையை அறிவிக்கும். உணவு - தேவையை, தேவையில்லாமையை அறிவிக்கும். சுவைகளில் - பிடித்ததை, பிடிக்காததை அறிவிக்கும்.

யார் யாரையோ நம்புவதைக் காட்டிலும் - உங்கள் உடலோடு உடனான அனுபவம் உலகத்தைப் புரிய வைக்கும். உடல் - ஒரு மந்திரச் சாவி!

தனிச்சீர் உணவுமுறையின் சுவை அடிப்படையிலான, பகுப்பு அடிப்படையிலான நோய் நீக்கும் முறைகளை அறிந்துள்ளோம்.

- உடலிற்கு எந்தச் சுவை தேவையோ அதனை அறிகுறிகளில் உணர்ந்து கொடுப்பது.

- எந்தச் சுவையால் உடல் கெட்டுப் போனதோ அந்தச் சுவையைத் தவிர்ப்பது.

- உடலைக் கெடுத்த சுவைக்கு எதிரான சுவையைக் கொடுப்பது.

- அமிலத் தன்மையுள்ள சுவைகளின் தேக்கத்தால் ஏற்படும் தொந்தரவுகளை காரச் சுவைகள் கொண்டு தடுப்பது... போன்ற விசயங்களைக் கற்றுத் தெளிந்திருக்கிறோம்.

நோயுற்ற காலங்களிலும், சாதாரண காலங்களிலும் உணவு எப்படி இருக்க வேண்டும்?

தனிச்சீர் உணவு முறையின் ஈடு இணையற்ற நிறைவுப் பகுதி இதோ!

8

பசித்தலும் - புசித்தலும்

பாரம்பரியமான உணவுச் சமன்பாட்டின்படி நம்முடைய உணவுகள் கட்டமைக்கப்பட்டிருந்தன. நாம் அறிந்தோ, அறியாமலோ அமில - காரத் தன்மைகளைச் சமப்படுத்தும் விதமான உணவுகளைப் பின்பற்றி வந்துள்ளோம். ஆனால், இப்போது மாறிவரும் உலகச் சூழலிற்கேற்ப நம் உணவுப் பழக்கமும் மாறியிருக்கிறது.

தனிச்சீர் உணவுமுறையின் சமன்பாடுகள் அனைவருக்கும் பொதுவானவையாகக் கற்றுத் தரப்படவில்லை. காரணம் தெரியாமல் பின்பற்றப்படும் சடங்குகளில் ஒன்றாகவே நமது உணவு முறையும் அமைந்துவிட்டது. அதன் விளைவாக இன்று நம் உணவுகள் சுவை மாறி, தடம் மாறி நோய்த் தன்மையுள்ளவையாக மாறிவிட்டன.

யார் யாருக்கு எதுவெல்லாம் லாபம் தருகிறதோ, அதுவெல்லாம் ஆரோக்கியமானது - என்று வியாபாரக் குரலில் உலகம் பேசத் துவங்கிவிட்டது. நம்முடைய உடல் நலத்தைப் பற்றிய கவலை நமக்கு ஏற்பட வேண்டிய அவசியமான காலம் இது.

பாரம்பரிய உணவுகளின் எச்சமாகக் கொஞ்சமும், மேலை - கீழை நாடுகளின் உணவுப் பழக்கங்களில் கொஞ்சமுமாக நம்முடைய உணவுகள் கலவை உணவுகளாக மாறிவிட்டன. அவை உடலின் உயிர் வேதியியலில் என்ன விதமான மாற்றங்களை ஏற்படுத்தும் என்ற கேள்வியே இல்லாமல் முன் வைக்கப்படுகின்றன.

நம் இன்றைய உணவுப் பழக்கத்தைக் கவனிப்போம்.

- இரவு தாமதமான தூக்கத்திலிருந்து காலை தாமதமாக எழுந்தவுடன் காபி அல்லது டீ (அமிலத்தன்மை)

- ஏழு மணிக்குக் காபி சாப்பிட்டால் ஒன்பது, பத்து மணிக்குத்தான் பசி ஏற்படும். என்றாலும், பசியற்ற நிலையில் 8 மணிக்கு டிபன். (பசியற்ற வயிறு - அமிலத் தன்மை)

- நம் காலை உணவுகள் பெரும்பாலும் மாவுப் பொருட்கள் இட்லி, தோசை, ஊத்தப்பம், வடை (அமிலத்தன்மை)
- காலை உணவு ஜீரணமாகாத நிலையில் மீண்டும் ஒரு காபி. (இரட்டை அமிலத் தன்மை)
- மதிய உணவு இடைவேளையில் - நம் வழக்கமான உணவு. 'அறுசுவை உணவு' என்று பெயரளவில் அழைக்கப்பட்டாலும் அமிலத் தன்மை மிகுந்த உணவு. சோறு - அமிலம், சாம்பார் - அமிலம், கூட்டு - அமிலம், தயிர் - அமிலம், ரசம் - அப்பளம் ... போன்ற சிற்சில கார உணவுகள். (பெரும்பகுதி - அமிலம்)
- மதிய உணவு ஜீரணமாகாத நிலையில் மீண்டும் ஒரு காபி. (இரட்டை அமிலத் தன்மை)
- மாலைச் சிற்றுண்டி உண்டவர்களுக்கு இரவு உணவுத் தேவை குறைவு. என்றாலும், நம்முடைய இரவுகள் கொண்டாட்டத்திற்கானவைகள் (பார்ட்டி, உபசரிப்பு) இரவு உணவாக காலையில் சாப்பிட்ட அதேவகை மாவுப் பண்டங்கள். அல்லது அமிலத்தன்மை கூடிய சோற்றுணவு (எஞ்சியது).

... இவ்வாறான நம் தினசரி உணவுப்பட்டியலில் எந்தத் தன்மை மிகுந்திருக்கிறது? சந்தேகமே இல்லாமல் அமிலத்தன்மை அதிகமாக உள்ளது.

இவற்றில், சிற்சில மாற்றங்கள் இருக்கலாம். எண்ணெய் குறைந்த சப்பாத்தி, உப்புமா(ரவை), மொறுமொறுப்பான உணவுகள், மிளகு இஞ்சி அதிகமாக்கப்பட்ட உணவுகள்... என காரத்தன்மையுள்ள உணவுகள் எப்போதாவதுதான் நம் தினசரிப் பட்டியலில் வருகிறது.

அமிலத் தன்மை - குறிப்பாக, இனிப்பும் - புளிப்பும் அதிகமான உணவுமுறையை நாம் கொண்டிருக்கிறோம். நம் அன்றாட உணவில் அமில உணவுகளைக் குறைத்துக் கொள்வதும், கார உணவுகளை சேர்த்துக் கொள்ளவும் உணவு மாற்றத்தில் அவசியமானதாகும்.

உணவுகளில் காரத் தன்மையை அதிகரிப்பது ஒரு வழி. இயல்பிலேயே காரத்தன்மையை ஏற்படுத்துவது எளிமையான இன்னொரு வழி.

நம் உடலின் இயற்கையிலேயே காரத்தன்மை அதிகமாவதற்கான வழிமுறைகள் அமைந்துள்ளன.

உணவுகளில் அமிலத்தன்மை கூடி, நீண்டகாலத் தேக்கம் ஏற்பட்டுள்ள அமிலத் தன்மையுள்ள உடல், எந்த வகையான சுவையை உட்கொண்டாலும் அமிலமாக மாறிவிடும் என்பதை நாம் எற்கனவே பார்த்தோம். இந்நிலையில் உணவ்ய்களில் காரத்தன்மையை அதிகரிப்பதை விட, இயற்கையிலேயே காரத்தன்மை மிகும்படியான இயல்புகளின் மூலம் நாம் உடல்நிலையைச் சமன்படுத்தலாம்.

இயற்கையிலேயே காரத்தன்மையை எப்படி அதிகரிப்பது?

பசியற்ற மந்தமான வயிறு அமிலத் தன்மையுடையது.

பசியுணர்வோடுள்ள வயிறு காரத்தன்மையுடையது.

நம் உடலின் உணவுத் தேவையை நமக்கு அறிவிப்பது - பசியுணர்வாகும். பசி ஏற்பட்ட பிறகு, உணவு உண்போமானால் - அந்த உணவு எவ்வகையில் இருந்தாலும், உடலால் காரத்தன்மை மிகுந்ததாக மாற்றிக்கொள்ளப்படுகிறது.

உதாரணமாக, குழந்தைகளின் அழுகை காரத்தன்மையுடையது. நம் குழந்தைகள் காரணமின்றி அழுவது அதன் உடல் சமநிலைக்கான தேவையாகும். குறிப்பாக, நுரையீரலில் சளி தேக்கமடைந்துள்ள குழந்தைகள் அழும் போது காரத்தன்மை அதிகரித்து கழிவுகள் வெளியேறுகின்றன.

அதே போல தண்ணீர் - காரத்தன்மை உள்ளது.

பசிக்கு உணவருந்துவதும், தாகத்திற்கு - தண்ணீர் குடிப்பதும் காரத்தன்மையை நிலைப்படுத்துவதாக அமைகிறது.

உடலில் தொந்தரவுகள் ஏற்பட்டுள்ள நாட்களில் பசி இருக்காது. அப்படி, சிறிதளவு பசி போன்ற உணர்வு இருந்தாலும் - உணவு உண்ணாமல் தொந்தரவு குறையும் வரை பொறுத்திருப்பது அமிலத் தன்மையால் தேங்கிய உணவுகளை வெளியேற்றி, காரத்தன்மை ஏற்படுவதற்கு வழிவகுக்கிறது.

நோயுற்ற காலங்களில் என்ன செய்யவேண்டும் என்பதை ஒரு சமஸ்கிருத பழமொழி விளக்குகிறது.

“லங்கனம் பரம ஔஷதம்”

“பட்டினியே அனைத்திற்குமான மருந்து”

... உடல் ரீதியான தொந்தரவுகள் ஏற்பட்டுள்ள காலங்களில்

பசியுணர்வோடு அல்லது பசியுணர்வற்று பொறுத்திருப்பது காரத் தன்மையை அதிகரிக்கும். தொந்தரவுகள் குறையும் வரை காரத்தன்மை உடலில் மிகுந்திருப்பது நன்மையானது.

வெறும் வயிற்றோடு காத்திருப்பது சிலருக்கு கஷ்டமானதாக இருக்கலாம். அப்படி முழுப் பட்டினி இருக்க முடியாதவர்கள் - அவ்வப்போது தண்ணீரை மட்டும் அருந்தலாம். காரத்தன்மையுள்ள வெறும் வயிற்றோடு, காரத் தன்மையுள்ள தண்ணீரை சிறிது, சிறிதாக அருந்துவதும் காரத்தன்மையை அதிகப்படுத்தும். இவ்வகையில், தண்ணீரோடு இருக்கும் விரதம் 'நீர் விரதம்' எனப்படும். பொதுவாக, விரதங்களை மூன்று விதமாகப் பிரிக்கலாம்.

1. முழு விரதம் (வெறும் வயிற்றோடு இருப்பது)
2. நீர் விரதம் (தண்ணீர் மட்டும் அருந்துவது)
3. பழ விரதம் (பழங்கள் மட்டும் உண்பது)

... இந்தப் பழ விரதத்தில் நீர்த்தன்மை அதிகமுள்ள பழங்களை உண்பது காரத்தன்மையை அதிகரிக்க உதவும். சதைப்பற்றுள்ள பழங்களை உண்பதையும், அதிகமாக உண்பதையும் தவிர்த்துவிட வேண்டும்.

உற்ற சுரத்திற்கும்

உறுதியாம் வாய்வுக்கும்

அற்றே வருமட்டும்

அன்னத்தைக் காட்டாதே!"

-என்கிறார் திருமூலர்.

தொந்தரவுகள் ஏற்பட்டிருக்கும் போது இவ்வகையில் காரத் தன்மையை அதிகரிக்கும் பழக்கங்களை கைக்கொள்வதும், சாதாரண நிலையில் உடலின் உணர்வுகளுக்கு மதிப்பளித்து - அவற்றை நிறைவேற்றுவதும் முழுமையான ஆரோக்கிய வாழ்விற்கு வழிவகுக்கும்.

தனிச்சீர் உணவு முறை - எளிமையான உணவுகளால் விளக்கப் பட்டுள்ளது. இன்னும், சமச்சீர் உணவுமுறை பற்றியும், உணவு தொடர்பான சில குழப்பமான விசயங்களையும் நாம் அறிந்து கொண்டோமானால் உணவு பற்றிய நம்முடைய அறிவு முழுமையடையும்.

சமச்சீர் உணவு என்றால் என்ன? அதனால் நம் உடலின் தேவை நிறைவேறுகிறதா? என்பதை அறிவோம்...

9

சமச்சீர் உணவின் கலப்படம்

சமச்சீர் உணவு முறை என்பது ஒரு சராசரி கணக்கின் அடிப்படையிலானது ஆகும். ஒரு மனிதனுக்குத் தேவையான ஒரு நாளின் உணவில் என்னென்ன சத்துகள் எந்தெந்த விகிதத்தில் கலந்திருக்க வேண்டும் என்பதை சமச்சீர் உணவுமுறை கூறுகிறது.

ஒரு மனிதன் 24 மணிநேரத்தில் எவ்வளவு தண்ணீர் அருந்துகிறான்? எவ்வளவு உணவு தேவை இருக்கிறது? என்பதன் கணக்கீட்டைக் கொண்டு சராசரித் தேவை மதிப்பிடப்படுகிறது.

ஒருவருடைய ஒரு நாளைய தண்ணீர்த் தேவை சராசரியாக 2 லிட்டர் என்று வைத்துக்கொள்ளலாம். இந்த 2 லிட்டருக்கு அதிகமாகவோ, குறைவாகவோ குடிப்பது உடல் நலனுக்கு ஏற்றதல்ல என்று ஒரு அளவீட்டை நிறுவுகிறது இம்முறை. கோடைகாலம், குளிர் - மழைக் காலம் என்ற வெப்பநிலை மாறுபட்டாலும் நீர்த்தேவை மாறுபடலாம். இன்னும், நம்முடைய உணவுகள் - நீர்த்தேவையை மாறுபடுத்துகின்றன. மாவுப் பொருட்களும் இனிப்பு உணவும், மசாலா உணவுகளும், அசைவ வகையும் தாகத்தை அதிகப்படுத்தும்.

உடல் தன்னுடைய தேவைக்கேற்ப - செரிமானத் தன்மை, பருவ காலம், உடல் வெப்பம், தேவை - போன்ற காரணிகளால் மாறுபட்ட தண்ணீர்த் தேவையை தானே அறிவிக்கிறது தாகத்தின் மூலம்!

ஒவ்வொரு தனிமனிதனின் தண்ணீர்த் தாகமும் தனித்தனியானவை. புறக்காரணிகளை மட்டும் வைத்து தேவையை அளவிடவோ, நிர்ணயிக்கவோ முடியாது. அகக் காரணிகள், புறக்காரணிகள் இரண்டின் நிலையைப் பொறுத்தும் உடல் தன் தேவைகளைத் தீர்மானிக்கிறது, நமக்கு அறிவிக்கிறது.!

எவ்வகையான சராசரி அளவீடும் - தனிமனிதத் தேவையை பூர்த்தி செய்ய முடியாது.

சமச்சீர் உணவுமுறையின் அடிப்படை அம்சங்கள் இரண்டு தன்மைகளால் ஆனவை.

1. கலோரி அடிப்படையிலான கணக்குகள்

2. புரதங்கள் வைட்டமின்கள் மற்றும் சத்துக்களை அடிப்படையாகக் கொண்டவை.

கலோரி - என்பது என்ன?

உடலின் சக்தி (Energy) தேவையைக் குறிக்கும் அளவீடு. சராசரியான கணக்கின்படி ஒவ்வொரு நபருக்கும் இத்தனை கலோரிகள் தினசரி தேவைப்படுகிறது. அதனை - நிறைவு செய்யும் விதமாக போதுமான கலோரியுள்ள உணவை நாம் அளிக்க வேண்டும் என்பதே கலோரி கணக்கு.

சராசரித் தேவை என்பது உயிருள்ள எந்த ஒரு பொருளுக்கும் பொருந்தாது என்பதை நாம் முன்பே அறிந்தோம்.

உதாரணமாக, உழைத்துக் களைத்த ஒருவருக்கு 80 கலோரிகள் தேவையிருக்கிறது. ஏ.சி.ரூமில் அமர்ந்திருக்கும் இன்னொரு நபருக்கு 20 கலோரிகளே போதுமானது. ஆனால், இருவருக்குமான சராசரி கலோரி எவ்வளவு?

80 + 20 =100 / 2 = 50 கலோரிகள்.

சராசரி கலோரியான 50 கலோரியை இருவருக்கும் கொடுத்தோமானால், 80 கலோரி தேவையுள்ளவருக்கு பற்றாக்குறையாகவும், 20 கலோரி தேவையுள்ளவருக்கு அதிகமாகவும் போய்ச் சேரும்.

இது- சராசரி கணக்காகும். நாம் உடலை ஓர் இயந்திரமாகப் பார்க்கிறோம். இந்த மோட்டார் பைக்கில் ஒரு லிட்டர் பெட்ரோலுக்கு 65 கிலோ மீட்டர் போகலாம் என்பதைப்போல, இத்தனை கலோரியுள்ள உணவைப் கொடுத்தால் இவ்வளவு வேலை செய்யும் என்று கருதுகிறோம்.

நம்முடைய பொருள் அடிப்படையிலான கணக்குகள் உயிருள்ள உடலில் செல்லுபடியாவதில்லை.

100 கலோரியுள்ள உணவை இருவர் ஒரே நேரத்தில் சாப்பிடுகின்றனர். ஒருவருக்கு 80 கலோரியும், இன்னொருவருக்கு 20 கலோரியும் தேவையுள்ளது. இப்போது - இயந்திரம் என்ன செய்யும்? எவ்வளவு

குறைகிறதோ அந்த அளவிற்கு தன் வேலையைக் குறைத்துக்கொள்ளும்.

ஆனால் - உயிருள்ள மனித உடல் அவ்வாறு செய்வதில்லை. தனக்குத் தேவையான சக்தியை கிடைக்கிற உணவுகளிலேயெ ஈடு செய்து கொள்ளும். தேவையற்ற உணவைச் சேமிக்காது. உடனே வெளியேற்றிவிடும். அடுத்தது - சத்துக்களை கணக்கிட்டு உடலிற்கு அளிப்பது.

சத்துக்கள் - என்பவை வைட்டமின்கள், மினரல்கள், கால்சியம், புரோட்டீன்... போன்றவைகளாகும், இவற்றில் உடலிற்கு எந்தவிதமான சத்து தேவையோ அதையே உணவில் தருவதாகும்.

உடலிற்குத் தேவையான சத்துக்களை உடலே உற்பத்திகொள்ளுமே தவிர, வெளியிலிருந்து தரப்படுபவைகள் உடலால் நிராகரிக்கப்படும்.

தன்னுடைய தேவைகளை தானே தயாரித்துக்கொள்ளும் தன்மையுடையதாக உடல் இருக்கிறது. இதற்கு மிகப்பெரிய நிரூபணங்கள் எதுவும் தேவையில்லை.

ஒரு தாயின் வயிற்றில் குழந்தை வளர்கிறது. அந்தச் சிசுவின் எலும்புகள் வளர்வதற்காக கால்சியமும், தசைகள் வளர கொலஸ்ட்ராலும், புரதமும், நரம்புகள் வளர - நார்ச்சத்தும், முழு வளர்ச்சி இயக்கம் நடைபெற குளுக்கோசும்.. இன்ன பிற தேவைகளையும் அப்பெண்ணின் உடலிற்கு யார் கொடுப்பது?

நம்முடைய ஆராய்ச்சிகள் வளர்ந்த இந்த நூற்றாண்டில் வேண்டுமானால் - உடலின் வளர்ச்சிக்கு இந்தச் சத்து என்று நாம் கொடுக்க முயலலாம். ஆனால், மனித இனம் தோன்றியதிலிருந்து குழந்தைகள் பிறந்துகொண்டுதான் இருக்கின்றன. அப்போது வயிற்றில் வளர்ந்த குழந்தைக்கு வளர்ச்சிக்கான சத்துக்களை யார் வழங்கியது? எப்போதுமே உடலின் தேவைகள் உடலாலேயே பூர்த்தி செய்து கொள்ளப்படுகின்றன.

ஓர் ஆய்வு மூலம் இதைப் புரிந்து கொள்வோம். 1959 ஆம் ஆண்டில் ஆராய்ச்சியாளர் லூயி கேர்வரான் சில பரிசோதனைகளை மேற்கொண்டார்.

பிரான்ஸ் நாட்டு கிராமப்புறங்களில் வளரும் கோழிகள் பற்றி ஆராய்ந்தார் கேர்வரான். கோழியின் இறகுகளிலும், அதன் கழிவுகளிலும், முட்டையிலும் கால்சியம் (Calcium) கூடுதலாகக் காணப்பட்டது. இவ்வளவு கால்சியம் கோழிக்கு எங்கிருந்து கிடைத்தது? என்பதை ஆராய்ந்தார்.

பாறைத்துகள்கள், மைக்கா போன்றவை மிகுந்த அந்தக் கிராமங்களில் கோழிக்குக் கொடுக்கப்பட்ட உணவு ஓட்ஸ் தானியம் மட்டும்தான். கோழியின் தினசரி உணவை ஆய்வு செய்து பார்த்தார் கேர்வரான். அதில் கால்சியம் மிகக் குறைவாகவே இருந்தது.

ஆனாலும், அந்த உணவைத் தின்று கோழியின் உடல் அதற்குத் தேவையான கால்சியத்தைத் தானே உற்பத்தி செய்து கொள்வதை உணர்ந்தார்.

அதேபோல பசுவின் பாலில் கால்சியம் உள்ளது. ஆனால் பசு உண்ணும் புல்லில் கால்சியம் இல்லை. மக்னீசியம் மட்டுமே உள்ளது. ஓர் உயிருள்ள உடலில் உள்ளே நடைபெறும் - சோதனை மூலம் விளக்கினார்.

நான்கு எலிகளைப் பிடித்து - அவற்றின் முன் கால்களை ஒடித்தார் கேர்வரான். நான்கு எலிகளுக்கும் எக்ஸ்ரே எடுக்கப்பட்டது. பின்பு, இரண்டு எலிகளுக்கு கால்சியம் மருந்தையும், இரண்டு எலிகளுக்குப் புல்லும், காய்கறிகளும் கொடுத்தார். இரண்டு வாரம் கழித்து எலிகளுக்கு எக்ஸ்ரே எடுக்கப்பட்டது.

காய்கறிகள் தின்ற இரண்டு எலிகளுக்கு கால் எலும்பு வளர்ந்து, ஒட்டி குணமாகி இருந்தது. கால்சியம் சாப்பிட்ட எலிகளுக்கு லேசாக எலும்பு வளர்ந்திருந்ததே தவிர, ஒட்டி குணமாகவில்லை.

"உயிர்களின் செயல்பாட்டில் ஒன்று - மற்றொன்றாக மாறுகிறது" என்ற தன் கருத்தை மெய்ப்பித்தார் லூயி கேர்வரான் (C.L.Kervaran -Biological Transmutation (1973)).

இதிலிருந்து நாம் என்ன தெரிந்துகொள்கிறோம்? நம் உடலிற்கு என்ன விதமான சத்துப்பொருள் தேவையோ அதை உடலே தயாரித்துக் கொள்கிறது. அதுவும் தேவையான சத்துப் பொருள் கொண்ட உணவு இல்லாமலேயே!. அப்படியானால் - கால்சியம் தேவையானால் உடல் எதிலிருந்தாவது எடுத்துக் கொள்ளும். நம் உணவில் கால்சியம் கொடுப்பது வீண் வேலை.

உடலிற்குள் நடைபெறும் வேதிவினைகள், உயிர் வேதியியலாகும். (Bio - Chemistry). நாம் உடலிற்கு வெளியில் ஏற்படுத்துவது வெறும் ரசாயன மாற்றங்களைத்தான். உடலினுள் நடைபெறும் வேதிமாற்றமும், வெளியில் நடைபெறும் ரசாயன மாற்றமும் உருவ அடிப்படையில் ஒரே மாதிரியாகத் தோற்றமளிக்கிறது.

தோற்றத்தை வைத்து தன்மையை முடிவு செய்ய முடியாது.

நம் உடலின் இரத்தத்தின் மூலக்கூறுகளும், பச்சிலை மூலிகையின் மூலக்கூறுகளும், பெருமளவில் ஒரே மாதிரியான உருவத்தைக் கொண்டுள்ளன. ஆனால் - நமக்குத் தெரியும் - பச்சிலை என்பது வேறு, இரத்தம் என்பது வேறு.

உடலிற்குள் உள்ள வேதிப் பொருட்களும், வெளியிலுள்ள பொருட்களுக்கும் உயிர்த்தன்மை வேறுபடுகிறது. உடலிற்குத் தேவையானவற்றை உடலே உற்பத்தி செய்துகொள்ளும். உடலின் தேவைகளை - அதன் அறிவிப்புக்களை நாம் உணர்ந்து, கடைப்பிடித்தால் போதும்.

உடல் தன்னைத்தானே சரி செய்து கொள்ளும்.

10

அயோடின் உப்பும், அஜினோமோட்டோவும்

"அஜினோமோட்டோ - எனும் சுவை கூட்டும் உப்பு உடலிற்குத் தீங்கு விளைவிப்பது. அது ஒரு மோசமான ரசாயனம். உலக ஆரோக்கியத்தைக் கெடுக்க சீனாவின் சதி" என்றெல்லாம் அஜினோ மோட்டோவைப் பற்றிய செய்திகள் தெரிவிக்கின்றன. ஒரு சில மருத்துவர் அமைப்புகளும் தெரிவிக்கின்றன.

நம்முடைய உணவுகளில் தவிர்க்க முடியாத அளவிற்கு 'அஜினோ மோட்டோ' மறைவாகப் பங்குபெற்றுவிட்டது. வீடுகளிலும், உணவகங்களிலும் மெல்ல மெல்ல அதன் பயன்பாடு அதிகரித்திருக்கிறது.

உலகம் முழுவதும் தேவைப்படும் அஜினோமோட்டோவின் இன்றைய அளவு - பத்தரை லட்சம் டன்கள் ஆகும். இந்தியாவில் பயன்படுத்தப்படும் அஜினோமோட்டோவின் அளவு - 5000 டன்கள் ஆகும்.

ஏறத்தாழ 100 ஆண்டுகளுக்கும் மேலாக புழக்கத்திலிருக்கும் இந்த உப்பு சீனாவிலிருந்தும், ஜப்பானிலிருந்தும் இறக்குமதி செய்யப்பட்டது.

அதெல்லாம் சரி. அஜினோமோட்டோ உடலிற்கு தீங்கு விளைவிக்குமா? இல்லையா? அதைப் புரிந்து கொள்வதற்கு அஜினோமோட்டோவின் தயாரிப்பு முறையைப் பார்த்தால் போதுமானது.

நாம் பயன்படுத்தும் சாதாரண உப்பு எங்கிருந்து நமக்குக் கிடைக்கிறது?

கடல் நீரைத் தேங்கச் செய்து, அதன் படிமானத்திலிருந்து எடுக்கப்படுவதுதான் நம்முடைய உப்பு, உவர்ப்புச் சுவையை அளிக்கக் கூடிய தன்மையுடையது.

இந்துப்பு - என அழைக்கப்படும் தாவர உப்பு மிகச் சிறந்த உப்பாக சித்த மருத்துவர்கள் பரிந்துரைக்கிறார்கள். இந்த இந்துப்பு - தாவரத்திலிருந்து பிரித்தெடுக்கப்பட்டு பயன்படுத்தப்படுகிறது.

அதேபோல - அஸ்கா சர்க்கரை (சீனி). இது கரும்பிலிருந்து பிரித்தெடுக்கப்பட்டு பயன்பாட்டிற்கு வருகிறது.

சாதாரண உப்பு, இந்துப்பு, சீனி, வெல்லம், கருப்பட்டி... இவற்றில் தீங்கு விளைவிப்பது எது?

இயல்பில் இவற்றில் எதிலுமே தீங்கு விளைவிக்கும் தன்மை இல்லை. சீனி, வெள்ளை உப்பு ... போன்றவற்றை வெண்மையாகக் காட்டுவதற்காகச் செய்யப்படும் சுத்திகரிப்பு (Bleaching) முறையே ரசாயனக் கலப்புள்ளதாக மாற்றுகிறது.

மேற்கண்டவைகளைப் போலவே - இயற்கையானவற்றிலிருந்து பிரித்தெடுக்கப்படும், ஓர் உப்புதான் - அஜினோமோட்டோ.

இவ்வுப்பு கரும்பிலிருந்தும், ஒரு வகைக் கிழங்கிலிருந்தும் (Topi-yoco) தயாரிக்கப்படுகிறது.

உப்பில், சீனியில், இந்துப்பில் இல்லாத புதிய பொருள் எதுவும், அஜினோமோட்டோவில் சேர்க்கப்படுவதில்லை. பின், ஏன் இது தீமையானதாக பரப்பப்படுகிறது? அமெரிக்காவின் வியாபாரத்தில் அஜினோமோட்டோ தவிர்க்க முடியாத இடத்தைப் பிடித்தது. அமெரிக்கா முழுவதும் இந்தச் சீன உப்பு வேகமாகப் பரவியது.

அஜினோமோட்டோவின் பின்னால் அமெரிக்க -ஜப்பான் சீன - அரசுகளுக்கு இடையேயான அரசியல் இருக்கிறது. அஜினோமோட்டோவைப் பற்றிய தன்னுடைய கட்டுரையில் டாக்டர். ஃபஸ்லூர் ரஹ்மான், MBBS,MD,MRHS,Ph.D., கூறுகிறார்.

"சீனர்களின் - ஜப்பானியர்களின் பொருளாதார பலம் அமெரிக்காவால் சகிக்க முடியாத அளவிற்கு வளர்ச்சி பெற்றுவிட்டது. அமெரிக்க மருந்துக் கம்பெனிகளின் விஞ்ஞானிகள் உலகத்தைக் குழப்பும் தங்களுடைய ஆராய்ச்சிகளை அறிக்கை என்ற பெயரில் பரப்பினர். இது விசமப் பிரச்சாரம்!" (நவம்பர் 2007 - ஹெல்த் டைம்)

'மோனோ சோடியம் குளுக்கோமேட்' எனும் வேதிப்பொருள் அஜினோமோட்டோவில் உள்ளது என்பது பிரச்சினையின் உள்ளடக்கமாகும். ஒவ்வொரு பொருளுக்கும் தனித்தனியான வேதிப் பெயர்கள் உள்ளன என்பதை அறிவோம். "நாம் பயன்படுத்தும் சமையல் உப்பின் வேதிப் பெயர் சோடியம் குளோரைடு, "நீங்கள் பயன்படுத்தும் சமையல் உப்பில் "சோடியம் குளோரைடு இருக்கிறது" என்று யாராவது கூறினால் எப்படிப்பட்ட நகைச்சுவையாக இருக்கும்?

அதேபோன்ற ஒரு விசயம்தான் - மோனோ சோடியம் குளுக்கோமேட். அஜினோமோட்டோவில் இருக்கிறது என்பதுவும்! ஏனென்றால் 'அஜினோமோட்டோ' என்ற உப்பின் வேதிப் பெயர்தான் மோனோ சோடியம் குளுக்கோமேட் (MSG).

இந்த வேதிப் பெயரை - ஆய்வு செய்து கண்டுபிடிக்க வேண்டிய அவசியமில்லை. அஜினோமோட்டோ உப்பை ஒரு ரூபாய்க்கு வாங்கி அதன் பாக்கெட்டைப் பார்த்தாலே போதும் - அதன் வேதிப் பெயர் அதில் இருக்கிறது.

நாம் பயன்படுத்தும் சாதாரண உப்பில் - அயோடின் சேர்க்கப்படுகிறது இப்போது. அயோடின் என்ற ஒரு பொருள் உடலில் குறைவாகவுள்ள காரணத்தால் நாம் அன்றாடம் பயன்படுத்தும் உப்பில் அதைக் கலந்திருக்கிறார்கள்.

உடலிற்குத் தேவையான எந்த ஒன்றையுமே உடலே உருவாக்கிக் கொள்ளும். தேவையற்றவைகளை வெளியேற்றவும் செய்யும்.

ஆனால், அயோடின் தேவையை நாம் வெளியிலிருந்து பூர்த்தி செய்ய முயல்கிறோம். அயோடின் தேவை என்பதும் இந்தியா முழுக்க ஒரே மாதிரி இல்லை. ஒரு சில பகுதிகளில் தான் அயோடின் பற்றாக்குறை இருக்கிறது என்று அரசே கூறுகிறது. ஆனால், அதற்கு நேர்மாறாக எல்லா மக்களும் பயன்படுத்தும் உப்பில் அயோடின் கலக்கப்படுகிறது.

தேவை இருப்பவர்களுக்கு அயோடின் கொடுப்பது அரசின் முடிவுப்படி சரியாக இருக்கலாம். தேவையற்றவர்களுக்குத் தரப்படும் அயோடின் உடலில் என்ன செய்யும்? என்று அரசிடம் கேட்டால் ஆங்கில மருத்துவர்கள் ஒரு பதிலைத் தருகிறார்கள். "கூடுதலான அயோடினை உடலே வெளியேற்றிவிடும்" என்ற பதில்தான் அது. தேவையற்றதை எப்படி உடல் வெளியேற்றுகிறதோ அதேபோல தேவையானதை உடலே தயாரித்துக் கொள்ளும் என்பதையும் நாம் உணர வேண்டும்.

இந்த அயோடின் உப்பு ஏற்படுத்தும் உடல் ரீதியான பாதிப்புகளை ஒப்பிடும் போது, அஜினோமோட்டோ ஒரு மிகச் சிறந்த இயற்கையான உப்பு!

நம்முடைய அசைவ உணவுகளில் அளவோடு பயன்படுத்தினால் அஜினோமோட்டோ சுவையையும், ஆரோக்கியத்தையும் கூட்டும்!

11

குடும்பத்திற்கான உணவு

ஆரோக்கியம் தரும் உணவுகளைப் பற்றி நாம் அறிந்துவந்துள்ளோம். நம்முடைய உணவுதானே நம் குடும்பத்திற்கான உணவாக இருக்கிறது என்று நீங்கள் நினைக்கலாம்.

நம்முடைய உணவு என்பது ஆண்களுக்கான உணவாக இருக்கிறது. குழந்தைகள் மற்றும் பெண்களுடைய உணவையே குடும்பத்திற்கான உணவாகக் கூற முடியும்.

முதலில் - **குழந்தைகளின் உணவு** பற்றிப் பேசலாம்.

குழந்தை - வயிற்றில் சிசுவாக இருக்கும் போது நாம் கொடுக்கிற வைட்டமின்கள், புரதங்களினால் தாய்மார்களின் உடல்தான் பாதிக்கிறது ௭ன்பதால் பிறந்த குழந்தையிலிருந்தே நாம் துவங்கலாம்.

ஒவ்வொரு மனிதனுக்கும் - தாகமும், பசியும் தனித்தனியே இருப்பதைப் போலவே ஒவ்வொரு குழந்தைக்கும் தாகமும், பசியும் இருக்கும்தானே!. நாம் நம்முடைய தாகத்திற்குத் தண்ணீர் குடிப்பதற்குப் பதில் குளிர்ந்த உணவுகளை அல்லது நீர்த்த உணவுகளைக் கொடுத்தால் தாகம் தீர்ந்துவிடுமா?

தாகத்தைத் தீர்ப்பது தண்ணீரால் மட்டுமே முடியும் உணவுகள் - வேறு, தண்ணீர் - வேறு!.

நாம் குழந்தை பிறந்தது முதல் பேசுகிற வரைக்கும் அக்குழந்தைக்கு கேட்கத் தெரியாது என்பதாலேயே தண்ணீர் தருவதேயில்லை.

ஒரே ஒருநாள் தண்ணீர் குடிக்காமல் நீங்கள் இருந்து பார்த்திருக்கிறீர்களா?

பிறந்த குழந்தையின் தாகத்தை நாம் ஒரு வருடத்திற்கு மறுதலிக்கிறோம். தண்ணீரை அதன் கண்களில் காட்டுவதேயில்லை.

குழந்தை வார்த்தையின் மூலம் தான் தண்ணீர் கேட்கவில்லையே

தவிர, தன் அழுகையின் மூலம் தான் தாகத்தைத் தெரிவிக்கிறது. குழந்தையின் உணர்வுகள் புரியும் பெற்றோருக்கு அதன் அழுகையின் வேறுபாட்டையும் புரிந்துகொள்ள முடியும்.

குழந்தை அழும்போது - முதலில் தண்ணீர் கொடுங்கள். தண்ணீரை அக்குழந்தை தட்டிவிட்டு மீண்டும் அழும். இது பசிக்கான அழுகை!. தண்ணீரைக் குடித்துவிட்டு அழுகையை நிறுத்திவிட்டால் - இது தாகத்திற்கான அழுகை. இவ்விரண்டு அழுகைக்குமான வேறுபாட்டை உணர - அக்குழந்தையை கவனித்துக்கொண்டிருந்தாலே போதும். குழந்தைகளின் தாகம் முறையாக நிறைவேறும் போது பசியும் ஒழுங்குபடும். ஆரோக்கியம் மேம்படும்.

சிறுநீரகம் தான் உடலின் நீர்ச் சமநிலையை பாதுகாக்கிற உறுப்பு என்பதையும், அச்சிறுநீரகத்தின் சக்தி கெடும்போது பயம் என்ற உணர்ச்சியை ஏற்படுத்தும் என்பதையும் நாம் ஏற்கனவே அறிந்துள்ளோம்.

தாகம் தணிக்கப்படாத நிலையில் குழந்தைகளின் நீர்ச் சமநிலை பாதிக்கப்பட்டு - சக்தி மாற்றம் நிகழ்கிறது. இதன் விளைவாக தாகம் தணிக்கப்படாத குழந்தைகள் பய உணர்ச்சிக்கும், தொடர்ச்சியாக கோப உணர்ச்சிக்கும் ஆளாகின்றன. எதைப் பார்த்தாலும் பயப்படுவதும், எதையாவது கேட்டு முரண்டு பிடித்து கோபப்படுவதும் நீர்ச்சமநிலை பாதிப்பால் விளைகின்றன.

முதல் மூன்று - நான்கு மாதங்களுக்குத் தண்ணீரும், தாய்ப்பாலும் போதுமானவை. நான்கு, ஐந்தாம் மாதங்களில் கறி- எலும்புகளின் சூப் அல்லது காய்கறி, கீரைகளின் சூப், பழரசம் மிதமான உப்புச் சுவையில் கொஞ்சம் கொஞ்சமாகக் கொடுத்துப் பழக்கலாம். ஆறு, ஏழாம் மாதங்களில் நம்முடைய உணவுகளில் மெதுவானவைகள், பழங்கள், சோறு போன்றவற்றை தனித்தனியான உணவுகளாக பிசைந்து, கூழாக்கிக் கொடுக்கலாம். தினசரி நாம் கொடுக்கும் உணவுகள் ஒரேவகையாக இல்லாமல் படிப்படியாகக் குறைத்துக் கொண்டு பிற உணவுகளை அதிகப்படுத்தலாம்.

டப்பாக்களில் அடைத்து விற்கப்படும் 'இயற்கையான பன்னாட்டு உணவுகளை' குழந்தைகளின் கண்களிலேயே காட்டவேண்டாம்.

பற்கள் முளைக்கிற போது - திட உணவுகளின் தேவையை குழந்தைகள் அறிவிக்கின்றன.

பட்டியல் போட்டுக்கொண்டு குழந்தைகளுக்கான உணவைக்

உணவோடு உரையாடு | 49

கொடுக்கக் கூடாது. பெற்றோருக்கும் குழந்தைக்குமான உணர்வுப் பூர்வமான தொடர்பால் குழந்தையின் மாற்றங்களை ஒட்டி அதன் உணவுகளும் மாறுபட வேண்டும்.

குழந்தைகளின் உணவு என்று வரும் போது - அவர்களின் உடல் மாற்றங்களையும் நாம் புரிந்து கொள்ள வேண்டும். குழந்தைகள் பிறந்த முதல் நாளிலிருந்து சிறுநீர் கழிப்பதற்கு முன்பும், மலம் கழிப்பதற்கு முன்பும் சிறிய அழுகையால் அச்செயலை நமக்கு அறிவிக்கின்றன. குழந்தை மலம் போகப் போகிறது என்று பெற்றோர்கள் குழந்தையின் மாற்றத்தைக் கொண்டே உணர்ந்து கொள்ள முடியும். குழந்தைகளின் உணரும் தன்மை மிகவும் நுட்பமானது. வெப்பம் அதிகமாதல், சிறிய சத்தங்களுக்குக் கூட அதிர்தல் என்பவை குழந்தைகளின் உணர்வு நுட்பத்தை நமக்கு விளக்கும்.

சிறுநீர், மலம் கழிக்கும்போது குழந்தையின் அல்லது பெற்றோரின் தூக்கத்திற்குத் தொந்தரவு வரக்கூடாது என்று எண்ணிக்கொண்டு சிறுநீர், மலம் கழிக்க நாம் ஒரு ஏற்பாடு செய்கிறோம். உறிஞ்சும், உலரும் தன்மையுள்ள டயாப்பர்ஸ் பேடுகளை (Huggies, Snuggies, Pampers) குழந்தைகளின் இடுப்பிற்குக் கீழ் ஒரு தினசரி உடையைப்போல கட்டி விடுகிறோம்.

எப்போதுமே வெற்று உடம்போடு இருக்க விரும்பும் குழந்தைக்கு இந்தக் கட்டாய உடை, அதுவும் 24 மணி நேர உடை கூடுதல் சுமையாகும். இரண்டு, மூன்று வயதுகளில் கூடுதலாகச் சுமக்கப் போகும் புத்தக மூட்டைகளை ஒப்பிடும் போது இந்தச் சுமை ஒன்றுமே இல்லைதான். இந்தக் கூடுதல் செயற்கை உடை என்ன செய்கிறது?

1. டயாப்பர்ஸ் கட்டியிருக்கும் தைரியத்தில் நாம் குழந்தைகளை பயப்படாமல் ‘அதிலேயே’ மலம் - சிறுநீர் கழிக்கும்படி தூண்டிக் கொண்டே இருக்கிறோம். விளையாடும்போது, தூங்கும்போது அக்குழந்தைகள் தங்களுடைய உணரும் தன்மையை படிப்படியாக இழக்கிறார்கள். எப்போதும் டயாப்பர்ஸ் கட்டிப் பழக்கப்பட்ட குழந்தைக்கு ஒருநாள் அதனைக் கட்டாமல் விடுங்கள். அன்று சிறுநீர் போவதும், மலம் கழிப்பதும் குழந்தையின் கவனமின்றி தானே நிகழ்வதை உணர்வீர்கள். குழந்தைகளின் மலம் - சிறுநீர் கழிக்கும் உணர்வுகளை நாமே மழுங்கடிக்கிறோம். நாம் விரும்பினால் இந்த உணரும் தன்மையை மீண்டும் உடலே உருவாக்கிக் கொள்ளும். ஆனால் நாம் டயாப்பர்ஸ் கட்டுவதை விட்டுவிட்டு உடலோடு முழுமையாக ஒத்துழைக்க வேண்டும்.

2. நம் உடலில் இருந்து வெளியேறும் கழிவுகள் - மிகவும் மோசமானவை.

"சிறுநீரை அடக்கிக் கொண்டே இருந்தால் சிறுநீரகங்கள் பாதிக்கப்படலாம். சிறுநீர்ப் பையில் கற்கள் உருவாகும். "மலத்தை அடக்கிக் கொண்டே இருந்தால் மலக்குடல் பலவீனமாகும். உடல் வெப்பம் கூடும். பசி மாறுபடும்' என்பவை எல்லாம் நாம் அறிந்ததுதான். உடலால் உள்ளே வைத்திருக்க முடியாத இரசாயனக் கலப்பைத்தான் உடல் கழிவாக வெளியேற்றுகிறது. அதுவும் அடக்க முடியாத அவசரத்தோடு!. இவ்வளவு மோசமான சிறுநீரையும், மலத்தையும் டயாப்பரில் சேமித்து பலமணி நேரங்கள் குழந்தையோடு ஒட்டி வைத்திருப்பது நன்மையானதா? மாட்டுச் சாணத்திலிருந்து எரிவாயு தயாரிக்க முடிகிற அளவிற்கு மலத்தில் ரசாயனக் கலப்பு மிகுந்திருக்கிறது. அவற்றை நீண்ட நேரம் சேமித்து அதன் வெப்பத்தை உடலிற்குள்ளேயே அனுப்ப முயல்கிறோம். உடலால் வெளியேற்றப்பட்ட கழிவுகள் மீது குழந்தைகள் நாள் முழுக்க அமர்ந்திருக்கின்றனர். உடல்நலக் கேடுகளை குழந்தைகளுக்கு நம் பொறுமையின்மையால் பரிசளிக்கிறோம் என்பதை நாம் உணர்ந்து கொள்ள வேண்டும்.

இனி.. பெண்களின் உணவுகள்.

ஆண்களுக்கும், குழந்தைகளுக்குமான ஆரோக்கிய உணவுகளுக்குப் பொறுப்பேற்படுத்திக் கொள்ளும் பெண்களின் உணவுகள் - உணவு முறைகள் மிகவும் நலிவடைந்தவை, அல்லது கவனம் பெறாதவை. குழந்தைகளும், ஆண்களும் ஆரோக்கியமாக இருந்தாலும், இல்லாவிட்டாலும் - பெண்களின் உணவுகள் ஆரோக்கியமானதாக இருப்பதில்லை.

அதிகாலையில் எழுந்துவிடும் பெண்களுக்கு உணவு வேளையில் அனைவருக்கும் முன்பாகவே பசி வரவேண்டும். ஆனால், அவர்களுடைய உணவு எல்லோருக்கும் கடைசியாக இருக்கும்.

பசியுணர்வு பற்றிய பிரக்ஞையே - இப்படியான வழமையினால் - பெண்களுக்குத் தெரிவதில்லை. ஆரோக்கியத்தின் அடிப்படை உணர்வான பசி - மறக்கடிக்கப்படுகிற போது என்னென்ன விதமான உடல் தொந்தரவுகள் உள்ளதோ அனைத்தும் பெண்களுக்குத் தான் ஏற்படுகிறது.

பசி மட்டுமல்ல, பெண்களின் உடல் ரீதியான - மன ரீதியான எல்லா உணர்வுகளும் மறக்கடிக்கப்பட்டு விடுகின்றன. உடலின் உள்ளுறுப்புக்களும் - உணர்ச்சிகளுக்குமான தொடர்பை நாம் அறிந்திருக்கிறோம்.

அகக் காரணிகளின் காரணமாக பெண்களின் மன உணர்ச்சிகளும், புறக்காரணிகளின் காரணமாக உடல் பாதிப்புகளும் ஏற்பட ஒவ்வொரு குடும்பமும் குறிப்பாக ஆண்களும் காரணமாக உள்ளோம்.

உணவு முறைகளில் முறையற்ற உணவுகளால் ஆனது பெண்களின் உணவு. பெண்களின் உணர்வுகளை அறிந்து அவர்களுக்கான உடல் - மன நலத்திற்கான உணவு முறையை அமைத்துக் கொள்ள நாம் துணை நிற்க வேண்டும்.

பெண்களின் உடல் நலம் - வெறும் உணவு சம்பந்தப்பட்டதல்ல.

உணவு முறைகளில் துவங்கி - கருத்தடை சாதனங்கள், குடும்பக் கட்டுப்பாடு போன்று நாமே ஏற்படுத்திக் கொள்ளும் வழிமுறைகளும் பெண்களின் உடலையே பதம் பார்ப்பதாக அமைந்துவிடுகிறது.

பிரசவத்தில் ஏற்படுத்தப்படும் சிசேரியன் ஆபரேசன்களால் பாதிக்கப்பட்ட பெண்களுக்கு முப்பது, நாற்பது ஆண்டுகள் கடந்தாலும் அதனால் ஏற்படும் உடல் ரீதியான பாதிப்புக்கள் அகல்வதேயில்லை.

இன்றைய பெண்களில் அடி முதுகுவலியும், இடுப்பு வலியும், குதிங்கால் வலியும் இல்லாத பெண்கள் குறைவு என உறுதியாகச் சொல்லலாம். கர்ப்பப்பை தொடர்பான தொந்தரவுகளே இப்போதிருக்கும் பெண்கள் நோய்கள் பெரும்பாலானவற்றிற்கு காரணமாக இருக்கிறது.

செயற்கை கருத்தடை சாதனங்கள் அனைத்தும் பெண்களின் உடலிலேயெ பொருத்தப்படுகின்றன.

மனித உடல் எப்போதுமே அந்நியப் பொருட்களைத் தனக்குள்ளே அனுமதிப்பதில்லை. விதவிதமான உடல் - மனத் தொந்தரவுகளை பெண்களுக்கு அளிக்கும் சாதனங்களாகக் கருத்தடை முறைகள் உள்ளன. இன்னும், உலகில் உள்ளுறுப்புக்கள் நீக்கப்பட்டவர்களின் தொகையில் முதலிடத்தில் எப்போதும் பெண்களே இருப்பார்கள். ஏனெனில், பெண்களின் கர்பப்பையை மிகச் சுலபமான நீக்கி-தூக்கி எறியும் போக்கும் அதிகரித்துள்ளது. அறுத்தெறியப்படும் உறுப்புக்களில் உலகிலேயே முதல் இடத்தைப் பிடித்திருக்கிறது பெண்களின் கர்ப்பப்பை.

பெண்களின் ஆரோக்கியம் என்பது ஆண்களைப் போலவே - தனித்தன்மையானதாக, தனியானதாக மாறும்போதுதான் பெண்களின் உணவும் முழுமையானதாக அமையும்.

நமது உடலின் உணர்வுகளை நாம் படிப்படியாக உணர்கிறபோதே. அதே உணர்வுகள் நமக்கு மட்டுமல்ல அனைவருக்கும் பொதுவானது என்பதையும் விளங்கிக் கொள்ள வேண்டியது அவசியமாகும்!.

12

ஆரோக்கியம் பற்றிய புரிதல்

நாம் இதுவரை உணவின் சுவைகளை எவ்வாறு உடலிற்குப் பொருத்தமானதாக அமைத்துக் கொள்வது என்பதையும், உள்ளுறுப்புக்கள் மற்றும் சுவைகளுக்கு இடையிலான தொடர்புகளையும், எளிமையான உணவு முறைகளையும் அறிந்து வந்துள்ளோம்.

நம்முடைய உடல் ஆரோக்கியத்தோடு இருக்க வேண்டுமென்றால் - உடல் குறித்த, உடல் நலம் குறித்த புரிதல் அவசியம்.

நம் உடலில் மூன்று பள்ளங்கள் எப்போதும் இருக்க வேண்டும்.

1. முகத்திற்கும் - நெஞ்சிற்கும் இடையிலான கழுத்துப் பள்ளம்
2. பின் தலையின் கீழுள்ள பிடறிப் பள்ளம்
3. வயிற்றுப் பள்ளம்.

... மேற்கண்ட மூன்று இடங்களும் சிறிய அளவிலான பள்ளங்களோடு இயல்பாக அமைந்திருக்க வேண்டும். மாறாக, கழுத்துப் பள்ளங்களிலும், பிடறியிலும் பள்ளம் மூடி குண்டாக மாறுவதும், வயிற்றுப் பள்ளம் மாறி தொப்பையாக மாறுவதும் உடல் ஆரோக்கித்தைச் சீர்குலைப்பவை.

முதற்கட்டத்திலேயெ இவ்விசயங்களை கவனத்தில் கொண்டு, உணவு முறைகளில் மாற்றம் செய்தோமானால் உடல்நலத்தைத் திரும்பப் பெறலாம்.

சாதாரண நிலையில் நாம் சில நடைமுறைகளை ஒழுங்குபடுத்திக் கொண்டால், தொந்தரவுகள் ஏற்படுவதைத் தவிர்த்துக் கொள்ள முடியும்.

- *தூக்கம் என்பது மிக முக்கியமானதாகும். சீனாவின் 'உடல் கடிகாரத்தின்படி' இரவு 11.00 மணி முதல் அதிகாலை 3.00 மணி*

வரை தூக்கம் அவசியமானதாகும். ஏனெனில், நள்ளரவு நச்சுக்களை ஒழுங்குபடுத்தும் கல்லீரலின் பணி நடைபெறும் நேரமாகும். இந்த நேரத்தில் தூங்காத போது கல்லீரல் ரசாயனங்களால் சோர்வடையும். உடலின் தசைகளும், நரம்புகளும், கண்களும் சோர்வடைகின்றன. மனநிலையில் எரிச்சலும், கோபமும் தோன்றுகின்றன. இரவு என்பது ஓய்விற்கானது என்பதை உணர்ந்து, அதனை நடைமுறைப்படுத்தினால், நிலையான எதிர்ப்புச் சக்தி மேம்பாடு உடலில் இருக்கும்.

- நம்முடைய வேலைத் தன்மைக்கேற்ப உணவுகளை தேர்வு செய்ய வேண்டும். உணவிற்குப் பின் வேலை செய்ய வேண்டிய அவசியம் இருந்தால் - நம்முடைய உணவு நீர்த்தன்மை (Liquid) மிகுந்ததாக இருக்க வேண்டும். அதேபோல, உணவிற்குப் பின் ஓய்விற்கான நேரம் இருந்தால் நம்முடைய உணவு கடின உணவாக இருக்கலாம். உணவு இரைப்பையில் ஜீரணிக்க ஓய்வு அவசியம். 'உணவு உண்ட பிறகு கடுமையாக உழைக்க வேண்டும்' என்ற கருத்து உண்மையல்ல. அது முதலாளிகளுக்கு நன்மையளிப்பதாக இருக்கும்.

- பசியை உணர்தல் என்பது ஒரு தியானமாகும். உடலின் உணர்வுகளை நாம் அறிய முயல்கிற போது மனதின் இயல்புகளையும் கற்கத் துவங்குகிறோம். ஞானம் என்ற வடமொழிச் சொல்லின் பொருள் தெளிவு என்பது. நாம் தெளிவை அடைய வேண்டும் என்றால், தியானம் அவசியம். தியானம் என்பது கண்களை மூடிக் கொண்டு புற உலகை நிராகரிப்பது அல்ல. நம்மைச் சுற்றி உள்ளவற்றையும், நம்மைப் பற்றியும் நம் உணர்வுகள் மூலமாக சிந்தனையின் வழியே புரிந்துகொள்வதே தியானமாகும். பசி என்ற வெளிப்பாட்டின் மூலம் உணர்வுகளை சிந்தித்து ஞானம் பெறுவோம்.

- பசி என்ற உணர்வைத் தொடர்வதன் மூலம் பசியின் உடல் ரீதியான வெளிப்பாட்டிற்கு முந்திய மன உணர்வைப் பெற முடியும். பசிக்கான மன உணர்வே - உடல் உணர்வின் முதல் நிலையாகும்.

- உணவின் அளவு என்பது ஒவ்வொரு நபருக்கும், ஒவ்வொரு நேரத்திற்கும் மாறுபடும். இரண்டு பேரின் உணவு அளவை ஒரு மாதிரியாக நிர்ணயிக்க முடியாது. அவரவரின் உணவுத் தேவையைத் தனித்தனியாக அவரவரே உணர முடியும்.

நிறைவாக ஒன்று.

நம்மைச் சுற்றியுள்ளவர்கள் கூறும் மருத்துவ ஆலோசனைகளை கண்மூடித்தனமாகப் பின்பற்ற வேண்டாம். உங்களுடைய சிந்தனைக்கு எது சரி எனப்படுகிறதோ அதை மட்டும் செயலாக்குங்கள். நீங்கள் பின்பற்றி, நடைமுறைப்படுத்தாத எந்த ஒன்றையும் பிறருக்கு ஆலோசனையாகக் கூறவும் வேண்டாம்.

ஆரோக்கியம் பற்றிய நமது புரிதல் கண்விழித்தலில் இருந்து துவங்குகிறது.

அதிகாலை எழுவது - அன்றைய பசியை, கழிவு நீக்கத்தை, ஆரோக்கியத்தைத் தீர்மானிப்பதாக அமையும்.

"புத்தியதற்கு பொருந்து தெளிவளிக்கும்

சுத்த நரம்பிணறல் தூய்மையுறும் பித்தொழியும்

தாளமதில் வாதபித்தம் தத்தம்நிலை மன்னும்

அதிகாலை விழிப்பின் குணத்தைக் காண்"

-என்பது தேரையர் பாடல்.

மனித வாழ்வு நேர்கோடானது அல்ல. அவ்வப்போது வாழ்வின் வழியில் உடல்- மன ரீதியான தவறுதல்கள் நிகழ்கின்றன. அவற்றின் தவறு பற்றிய எச்சரிக்கை நம் மனத்தால் - உடலால் தரப்படுகிறது. பின்பு, அதேவிதமான தவறுதல்கள் தொடராமல் நம்மைச் சரிசெய்து கொள்ள வேண்டும். அவ்வாறு, தன்னைத் தானே சரிசெய்து கொள்ளும் தன்மையோடுதான் உடலின் - மனதின் இயற்கை அமைந்துள்ளது.

நம்மைப் போன்ற உடல்நலமும், மனநலமும் உலகில் அனைவருக்குமான பொதுச்சொத்து என்பதை உணர்ந்து, நம்மைப் பற்றிய அக்கறை எந்த அளவு நமக்கு உள்ளதோ அதேஅளவு பிறரைப் பற்றிய அக்கறையும் நமக்கு இருப்பதே ஆரோக்கியமான - முழுமையான வாழ்விற்கு வழியமைக்கும்.

நமக்கும் - உலகிற்குமான பொது நன்மையை விரும்புவோம்!

• • •